今こそ知りたい！
がん治療薬オプジーボ

佐々木治一郎

JN230200

健康人新書
廣済堂出版

はじめに

　超高齢社会を迎えた日本では、一生のうち、２人に１人は何らかのがんにかかるといわれています。そして３人に１人ががんで亡くなっています。人類にとってがんを制圧することは、まさに悲願といえるでしょう。

　その中でがん治療の〝夢の新薬〟として登場したのが、免疫チェックポイント阻害薬「オプジーボ」（一般名ニボルマブ）です。２０１４年7月、世界に先駆けてメラノーマ（悪性黒色腫）の治療薬として承認を受け、その後、肺がん（非小細胞肺がん）、腎細胞がんにも適応拡大されました。現在、胃がんや大腸がんなど、さまざまながんに対する臨床試験が日米で行われており、さらなる適応拡大が見込まれています。

　オプジーボは高額な薬価でも話題になりました。１回の投与で約73万円、１年間で約３５００万円にもなります。国の医療費を破たんさせる懸念の声も上がりました。そこで厚生労働省は２０１６年11月に緊急の薬価改定を行い、２０１７年２月からは半額になります。それでもまだ高価ではありますが、歓迎すべき判断と言っていいでしょう。

　私は北里大学医学部の新世紀医療開発センターで臨床腫瘍学の研究に取り組む一方、北里大学病院集学的がん診療センター長として、多くのがん患者さんに接していますが、研究者、医師の立場からしてもオプジーボに対する期待は大きいものがあります。

　その理由は従来の薬物療法の主流であった抗がん剤や分子標的薬とまったく異なる作用で、がん細胞を攻撃するからです。

　オプジーボは免疫治療薬ですが、従来の免疫療法とも異なります。多くの免疫療法が、免疫細胞の力を高める、つまりアクセルを踏み込むことに主眼を置いているのに対し、オプジーボはがん細胞の「免疫回避」能力にブレーキをかける（阻害する）ことで免疫細胞に存分に力を発揮させようという、逆転の発想の新薬なのです。

　詳しくは本書の2章をお読みいただきたいのですが、日本においてオプジーボは初めて「がん免疫チェックポイント阻害薬」として認められ、保険適用となりました。すなわち、エビデンス（科学的根拠）を得た薬ということです。

　実際、臨床試験では従来の治療法に比べ、高い奏効率を示しています。また免疫力によってがんを封じ込めるという作用から、冒頭で述べたようにさまざまながんに対する効果が期待されています。

本書は、日ごろがん患者会やピアサポーター研修会などでの講演内容を基本に構成しています。免疫チェックポイント阻害薬・オプジーボの仕組みをわかりやすく紹介するとともに、副作用の問題など今後の課題にも言及しました。また、がんについての最新の知見、がん治療の最前線、さらに今後、期待される免疫療法についても紹介しています。また最近、インターネットやテレビ、雑誌などでがん情報が氾濫していますが、玉石混交の情報の中から、正しいがん情報の見つけ方、集め方についても書き添えています。

本書が、がんと闘う皆さんにとって一条の光となり、その一助となれば幸いです。

２０１６年12月

北里大学医学部附属新世紀医療開発センター教授
北里大学病院集学的がん診療センター長　佐々木治一郎

目次◉今こそ知りたい！　がん治療薬オプジーボ

1章　免疫チェックポイント阻害薬以前のがん治療薬

2章 がん免疫療法の超新星オプジーボとは？

3章　オプジーボについてもっと知りたい　Q&A

4章 ここまでわかってきた、がん発生のメカニズム

5章　がんはなぜ「やっかいな病気」なのか

6章　間違いだらけのがん情報の見方・集め方

7章　オプジーボが拓くがん免疫療法の未来

本文ＤＴＰ　アミークス
編集協力　鈴木剛／江渕眞人

1章

免疫チェックポイント阻害薬以前のがん治療薬

外科・薬物・放射線——がんの三大療法

がん治療において、オプジーボに代表される免疫チェックポイント阻害薬への期待がますます高まっています。なぜ世界的にこれほどの注目を集めているのでしょうか。オプジーボのどこがすごいのか、何が新しいのか、そのことを理解していただくために、従来のがん治療の概要をざっとおさらいをしておくことにしましょう。

まず、がんの治療は、がんができた部位や進行度（ステージ）などによって変わりますが、次の三大療法が治療の基本となります。本書のテーマであるオプジーボの場合は、これらに次ぐ第四の治療法といわれている「免疫療法」の一つです。

では、まずは基本となる三大療法について述べていくことにしましょう。

①外科療法（手術）

がんが発生した部位（原発巣）、他の部位に転移したがん（転移巣）を外科的に切除します。原発巣の限られた場所にとどまるがんの場合は、手術することで根治を期待できます。手術不能な場所にできたがんや多数の転移には対応できません。創部（傷）の治癒、全身の回復などに時間がかかる場合があるほか、手術によっては臓器や身体の機能が失われることもありますが、近年技術の進歩で負担の少ない手術もできるようになりました。多くのがんでは今でも根治を目指せる最良の治療法です。

②薬物療法

薬物を使ってがん細胞を死滅させたり、増殖を抑える治療法で、化学療法（抗がん剤治療）、ホルモン療法（内分泌療法）、分子標的治療、などがあります。薬剤によっては入院せずに外来だけでも治療できます。ほとんどの薬物は健康な細胞にも影響を与えるため、さまざまな副作用があります。

③放射線療法

病巣部に放射線を照射し、がん細胞を死滅させる方法です。身体にメスを入れることなく、病巣部だけを集中的に照射することで、手術に匹敵する治療効果を示す場合がありますし、症状緩和治療として行うこともあります。周囲の健康な臓器がどのくらい放射線に耐えうるかによって、照射できる量に制限が加わるため、腫瘍の場所や種類によって効果が異なります。照射部の放射線ダメージによるさまざまな副作用が起こりますが、ほとんどはコントロール可能です。

また、治療の分類としては、「局所療法」と「全身療法」という区分もあります。前者はがんに直接アプローチする方法で、手術と放射線治療が当てはまり、後者は薬物療法が該当します。そして両者を組み合わせた医療が集学的治療です。

①の手術は、簡単に言えばがんの病巣を切り取ってしまうわけで、根治を目指す目的で最も多く行われる治療です。ただし、部位や進行度によっては切除できないケースもあります。

たとえば胃がんの場合、一般的にはステージ1期では内視鏡手術や外科手術が有効です。2期ではがんの状態により、外科手術に加えて化学療法になる場合があります。3期では外科手術に必ず化学療法が追加されます。4期では切除は困難で、化学療法か放射線療法になります。

肺がんでは部位にもよりますが、小細胞肺がんの場合、2期で発見されても転移の可能性があるので、手術しないのが普通です。非小細胞肺がん（腺がん、扁平上皮がん、大細胞がん）の場合は、1期は手術または手術後に内服抗がん薬、2期と一部の3期は手術の後に点滴の化学療法、進行した3期以降では手術はしません。大腸がんは転移の状態によって変わりますが、一般的には3期までが手術可能とされています。

手術のデメリットである身体への負担については、最近は切除する範囲を最小限に留める縮小手術、内視鏡（胸腔鏡・腹腔鏡）を使った手術などで、軽減化が進んでいます。
②の薬物療法については、以降のページで、抗がん剤と分子標的薬について詳しく述べたいと思います。
③の放射線治療ですが、最近では放射線を出す物質を密封した針やカプセルを病巣部に挿入する「密封小線源治療」、放射性物質を注射や内服で投与する「放射性同位元素内用療法」など、新しい照射方法も開発されています。

また放射線療法に使われる放射線は従来、X線やガンマ線といった光子線が利用されてきましたが、近年では重粒子や炭素イオン線など、粒子線を利用する治療も実用化されています。

粒子線は光子線に比べ、がん細胞自体に多くのエネルギーを照射することができるので、周囲の細胞への影響が少なく、照射中の痛みや副作用を軽減できるメリットがあります。現在、粒子線治療が受けられるのは全国で15施設（平成28年9月現在）で、一部の疾患（骨軟部腫瘍）では保険適用されますが、多くの癌腫で健康保険が適用されない自由診療や先進医療となります。

抗がん剤（化学療法薬）のルーツは毒ガス

薬物療法の中の化学療法薬が、いわゆる抗がん剤です。内服や注射によって全身へ抗がん剤をいきわたらせ、他の場所に転移していると考えられるがんを治療します。

がん細胞の細胞分裂過程に作用し、がん細胞の増殖を防いだり、がん細胞が成長するのに必要な物質をつくらせない、あるいは過剰に産生させ、がん細胞の死滅を促したりする薬です。

白血病や悪性リンパ腫など手術の対象とならないがんでは、抗がん剤が治療の主力になります。また、他のがんでも、手術前に投与して病巣を収縮して切除しやすくしたり、術後の転移や再発を防いだりするなど、補助的に抗がん剤を用いることもあります。

抗がん剤は薬物療法のエース的存在ですが、その誕生は、ちょっと意外なところから始まりました。

時は第二次世界大戦中の1943年12月。イタリア南部バーリ港に停泊していたアメリカの輸送船「ジョン・ハーヴェイ号」がドイツ軍の爆撃を受け、積み荷の大量のマスタードガスが海に漏れ出し、連合軍兵士らが大量に浴びるという事件が起こりました。

マスタードガスは、別名イペリットとも呼ばれる毒ガスで、第一次世界大戦でも使用されていました。ちなみにマスタードガスという名は、不純物の混じった状態だと辛子《マスタード》やニンニクに似た臭いがすることに由来しているそうです。

事件の翌日、このガスを浴びた兵士たちに失明や化学物質によるやけどなどの症状が現れはじめ、血圧低下やショックを起こす人が続出しました。最終的に83人が命を落としています。

後に死因を調べると、毒ガスによる直接的な死亡に加え、白血球の大幅減少による感染症だということが判明したのです。

そして、この痛ましい事件からマスタードガスに白血球を減少させる作用があると考えられるようになり、白血病や悪性リンパ腫など白血球が増えすぎる血液のがんの治療薬としての研究がスタートしたのです。

こうしてマスタードガスの研究により開発されたのがアルキル化剤と呼ばれる抗がん剤で、エンドキサン（一般名シクロホスファミド）に代表されます。

個人的には、戦争という非常時にも関わらず、二度と同じ失敗を繰り返さないよう、死因を含めしっかりと究明した点がすごいと感じます。たんにマスタードガス中毒で済ましていたら、人類初の抗がん剤の発見はもっとあとになっていたかもしれません。

抗がん剤の副作用の種類と発現時期

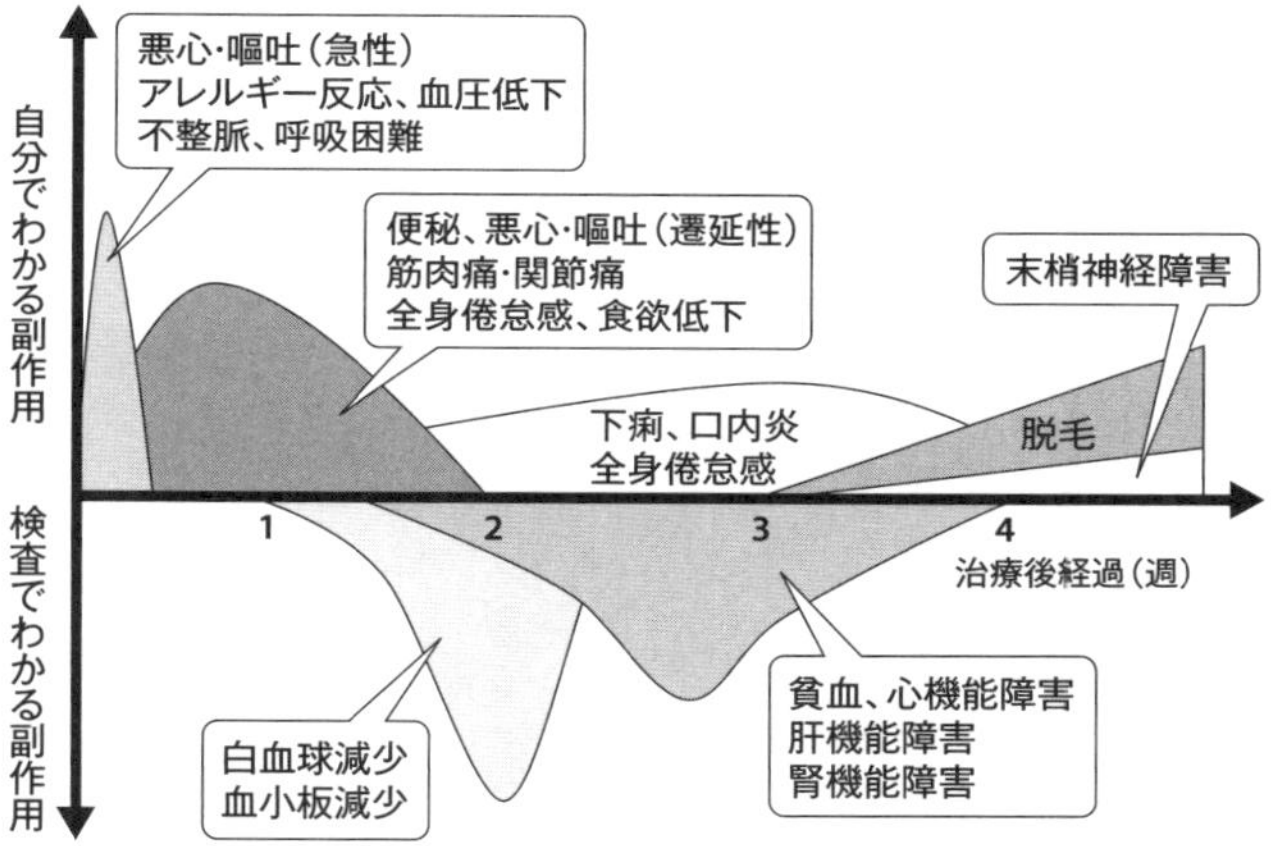

この姿勢は私たちも見習うべきだと思います。

そして、エンドキサン以降、次々と新しい抗がん剤が発見されていったのです。

抗がん剤の多くは天然由来の成分

ところで、抗がん剤というと、副作用で頭髪が抜けるといったことから「怖い」イメージを持っている方も多いでしょう。さらに最初の抗がん剤エンドキサンが毒ガスから開発されたといった話を知ると、一層、危険な印象を抱くかもしれません。

私が勤務する北里大学病院でも、

「抗がん剤は怖い。なるべく自然界にあるものを使いたい。アガリクス（ハラタケ科に属するブラジル原産のキノコ）やフコイダン（コンブやワカメ、モズクなど褐藻類の粘質物に多く含まれる食物繊維）が、がんにいい、とよく聞きますが…」

といった相談や訴えをしてくる患者さんがいます。

これには誤解が含まれていて、実は多くの抗がん剤は、人工的に合成して実験室で誕生したものではなく、アガリクスやフコイダンと同様、天然の素材に由来しているものなのです。

たとえば、転移・再発乳がんや進行肺がん（肺にできたがん細胞が全身に広まった状態）の標準治療薬の一つであるタキソテール（一般名ドセタキセル）はヨーロッパイチイという樹木の針葉から抽出した成分を元にしています。非小細胞肺がんや手術不能あるいは再発した乳がんなどに使われるビノレルビン（同ナベルビン）は、家庭園芸でもおなじみのニチニチソウ由来です。

また、国内でも大腸がんや肺がん、子宮頸がん、卵巣がん、胃がん、乳がん、悪性リンパ腫などに適応されるイリノテカン（同カンプト、トポテシン）も植物由来です。

これは、中国では街路樹などに利用されているポピュラーな樹木、喜樹《きじゅ》（カンレンボク）の根や葉、果実に含まれるカンプトテシンという物質が成分です。ＤＮＡの複製時に必要な酵素であるトポイソメラーゼを阻害し、細胞分裂中のＤＮＡを切断して、がん細胞の分裂増殖を防ぎます。今日のがん臨床で広く用いられている非常に有効な抗がん剤です。カンプトはヤクルトが開発した薬です。

近年では、日本の薬品メーカーのエーザイが開発したハラヴェン（一般名エリブリン）は、日当りのよい岩礁や潮だまりに棲息するクロイソカイメンという海綿動物から抽出した成分です。手術不能、または再発した乳がんに適応し、単剤で生存期間を延長できることが認められています。エーザイでは、三浦半島で採取したクロイソカイメンを使用しています。

また抗がん剤以外にも国の認証を受けた薬の中には、自然界由来のものも数多くあります。私個人としては、薬として認められていないものを「自然由来だから安全」という考えは、改める必要があると感じています。まして効果の面からすれば、なおさらといえるでしょう。

地道な研究からブレイクスルーが生まれる

20年以上前になりますが、ショーン・コネリー主演の『ザ・スタンド』という映画がありました。アマゾンの原生林でたった一人、新薬を探し求める植物学者が主人公です。この地域に住む原住民にがんにかかる人が少なく、主人公は周辺で自生する植物が関与していると推理、有効成分の抽出に成功しますが、やがて魔手が伸びてきて……というストーリーでした。

この映画の原題は『MEDICINE MAN』。MEDICINEとはご存知の通り医療薬の意です。映画の世界とはいえ、まさに先人はこうして人類を救う薬を開発してきたのです。

2015年、私が勤務する北里大学の大村智《さとし》特別栄誉教授がノーベル生理学・医学賞を受賞しました。受賞理由は「線虫感染症の新しい治療法の発見」です。大村博士が発見した微生物が産出する化合物（エバーメクチンと命名）が、オンコセルカ症というアフリカや中南米で年間何万人もが感染し、失明する人も多い病気の特効薬となり、発展途上国において多くの人たちを救ったことが評価されました。

受賞後、よく知られるエピソードとなりましたが、大村博士がこの微生物を発見したのは伊豆のゴルフ場の土壌でした。一見「偶然」のように思われるかもしれません。大村博士自身、そこの土を採取するにあたって「ピンときた」と語っていらっしゃいました。

しかし、エバーメクチンを探し当てるまでには、採取した土壌から微生物を調べるという行為を何万回と繰り返してきたことでしょう。「捨石」となった微生物も同じ数だけいるかもしれません。博士の研究グループの成果はその何十倍・何百倍もの失敗の上に成り立っていると思います。そういった作業を地道に根気よく続けてきたからこそ、エバーメクチンの発見につながったわけで、「必然の偶然」だったと私は思います。

実際のところ、大村博士はこれまでに450種を超える新たな化合物を発見、その化学構造を解明してきました。そして、25種以上が医薬品や農薬、生命現象を解明するための研究試薬として世界中で実用化されています。博士の功績はエバーメクチンだけではないのです。

研究の世界では、たとえば、長生きすると多くの動物ががんになりますが、「象は長寿なのに、歳を取ってもがんにならない」という事例から、「なぜ象はがんにならないのか」を長年研究している人もいます。また、「都会に住むタヌキにがんが増えてきた」という事実から、増えた理由を研究する人もいます。こちらは豊富なエサ（人間の残飯）のために「長寿」になったことが増加の原因の一つだとわかってきたようです。

こうした発想や地道な努力が人類を救う創薬につながっているのです。

抗がん剤は無差別攻撃、分子標的薬はピンポイント攻撃

さて、薬物療法の中でも近年、注目されてきたのが分子標的薬です。

従来の抗がん剤は前述したように髪の毛が抜ける、下痢など多様な副作用がつきまといます。それは抗がん剤が、がん細胞もろとも、正常な細胞まで壊してしまうから

分子標的治療薬の治療戦略

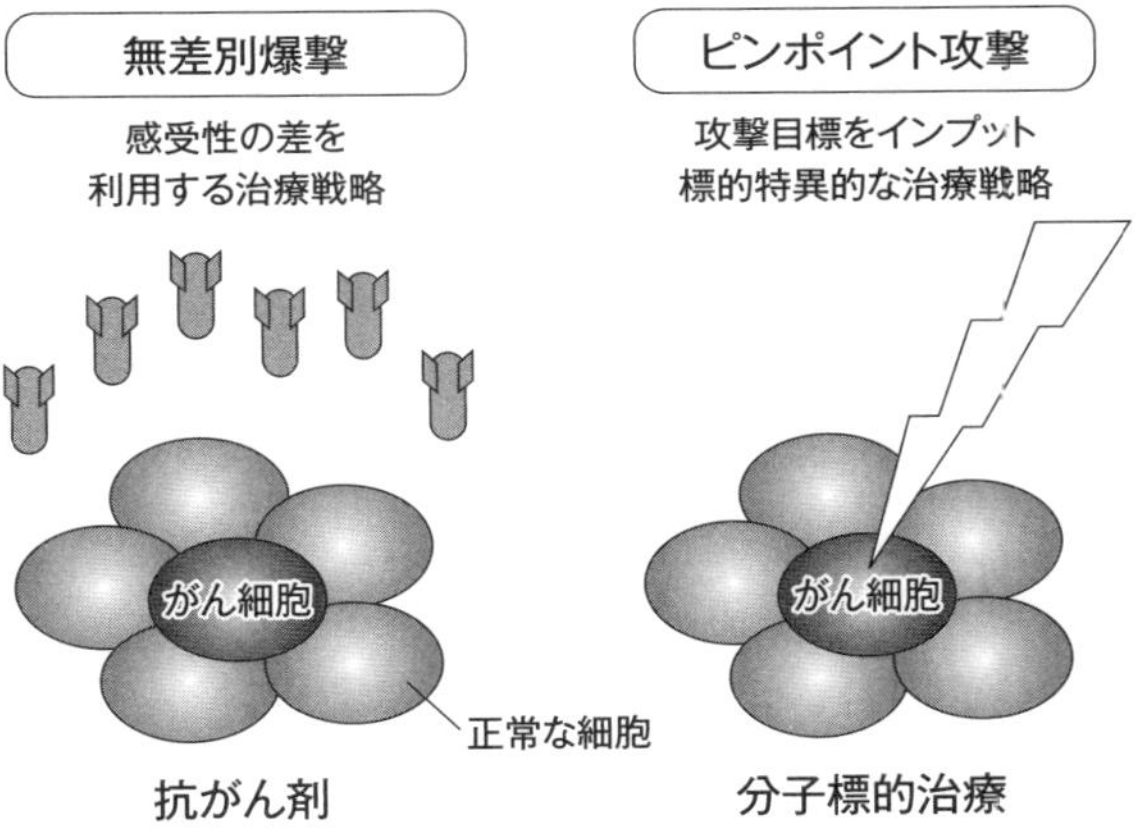

です。

そこで「がん細胞にだけ効果がある薬をつくろう」として生まれたのが、分子標的薬なのです。

分子標的薬は正常細胞とがん細胞の違いを分子レベル（遺伝子やたんぱく質）で比較し、がん細胞特有の性質を標的にします。

いわば、抗がん剤は無差別爆撃であるのに対し、分子標的薬はあらかじめ攻撃目標をインプットしておき、ピンポイント攻撃する薬です。

一般的には使われるようになったのは1990年代末で、とくに2001年に承認されたグリベック（一般名イマチニブ）は慢性骨髄性白血病に大きな効果があることで注目され、脚光を浴びました。現在、医療の現場では10種類以上の分子標的薬が使われています。

2章で詳しく触れますが、分子生物学の分野でがんの研究が進み、がん細胞の増殖や転移の仕組みが解明されつつあります。その成果を踏まえ、増殖や転移に関わる物質の働きを抑えるのが分子標的薬です。

グリベックでいえば、慢性骨髄性白血病ではＢｃｒ－Ａｂｌという特有のたんぱく質がつくられ、それが白血球を異常に増殖させるシグナルであることがわかりました。グリベックはこのＢｃｒ－Ａｂｌの働きを抑える化合物で、大きな効果を発揮したわけです。

この薬の登場で、慢性骨髄性白血病の５年生存率は89％、10年生存率も84％まで伸びました。また、その後の研究でＧＩＳＴという希少がんでも効果のあることがわかり、適応範囲も広がっています。

分子標的薬はがん細胞のどの分子に作用するかによって、４種類に大別されています。グリベックのようにシグナルを伝達するたんぱく質を阻害するタイプはシグナル伝達阻害薬、その他、がん細胞が栄養を補給するためにつくる血管新生を阻害する血管新生阻害薬、がん細胞の細胞分裂の工程を途中でストップさせる細胞周期調節薬、そして他のさまざまな分子に作用する薬です。

現在、最も多いのはシグナル伝達阻害薬です。中でも細胞の増殖に関わるシグナルを送る上皮成長因子受容体（EGFR）を阻害する薬が数多く開発されています。肺がんで使用される小分子化合物であるイレッサ（一般名ゲフィチニブ）、タルセバ（同エルロチニブ）、ジオトリフ（同アファチニブ）らはその代表格です。大腸がんで使用される抗体製剤であるアービタックス（同セツキシマブ）やベクティビックス（同パニツムマブ）などもあります。

日本人の非小細胞肺がん患者の30～40%にEGFR遺伝子の変異が認められており、EGFR阻害薬は非小細胞肺がんに有効な薬として利用されています。

ところで、分子標的薬は創薬の仕組みも抗がん剤とまったく異なります。

こちらはあらかじめ、がん細胞に有効な化合物のターゲットを決めたら、コンピュータ上でさまざまな化学物質を組み合わせて創りだすのです。まさに机上（コンピュータ上）で創る薬です。

化学物質のカタログを見ながら、結合する物質を組み合わせていき、うまく結合できなければ、似たような性質を持つ物質をコンピュータ上でデザインし、結合させることもあります。

また結合する原子の数をできるだけ少なくすることも求められます（低分子化合物）。低分子、すなわち結合している原子の数が少ないことで、身体に吸収されやすくなるからです。つまり、小さな組織まで到達しやすくなるわけです。

このように、分子標的薬は、世界中の植物や生物、土壌から有効成分を探し出す「MEDICINE MAN」が開発する薬とは、その由来が大きく異なっています。

分子標的薬の課題①　副作用

細胞内で悪さをするターゲット（標的分子）を探し出し、その働きを抑制するという分子標的薬の仕組みは、大きな可能性を感じます。がん細胞の作用が解明されるたびに、それに適応する新薬が創りだせるかもしれません。

しかし、分子標的薬も万能なわけではありません。従来の抗がん剤で起こる脱毛や吐き気、貧血などの副作用は少なくなりましたが、そのかわり分子標的薬特有の副作用が起こります。

ＥＧＦＲ阻害薬の場合よくみられるのは、ざ瘡《そう》様《よう》皮《ひ》疹《しん》、脂《し》漏《ろう》性《せい》皮膚炎などのニキビのような吹き出物、皮膚乾燥症、皮脂欠乏症、爪《そう》囲《い》炎《えん》などの皮膚障害です。皮膚の再生や維持にＥＧＦＲが重要な働きをしていることから、ＥＧＦＲ阻害薬が皮膚にダメージを与えることが原因と考えられています。２００２年、世界に先駆けて日本で承認されたイレッサ（英国・アストラゼネカ社）は、上皮成長因子受容体（ＥＧＦＲ）のシグナル伝達を阻害する薬で、非小細胞肺がんの治療に使用されますが、当初は「夢の薬」ともてはやされ、劇的な効果と少ない副作用が強調されたことから、非常に多くの肺がん患者さんに使用されました。しかし、その後、副作用による間質性肺炎や急性肺障害で亡くなる方が相次ぎ、社会問題となりました。

この事態を受けて大規模な追跡調査が行われ、イレッサの服用で間質性肺炎や急性肺障害を発症した人は約4％、発症した人の死亡率は約31・6％でした。
また「間質性肺炎がある」「喫煙歴がある」「体力が低下している」などに該当する人は、イレッサ服用により高頻度に重い肺障害を起こしやすいことが判明しました。使用については担当医から事前によく説明を受け、話し合うことが大切です。

分子標的薬の課題②　薬剤耐性

もう一つの課題は、がん細胞が薬剤耐性を持つということです。従来の抗がん剤でも薬剤耐性は起きますが、分子標的薬はピンポイントで効く薬ですので、そこをすり抜けられたら、何の役にも立たないといえます。細菌やウイルスに対して抗生物質が次第に効かなくなるのと、まったく同じことが起こるわけです。

薬剤耐性ができるイメージの一つとしては、効果があるうちはターゲットの分子と薬の分子の凸凹がぴったりとはまって結合していたものが、がん細胞のＥＧＦＲ遺伝子に変異がおこり（耐性遺伝子変異）、相手の分子が凸の形を変えることで、はまらなくなるということが想定されます。肺がんの場合、分子標的薬が劇的に効果を発揮しても、一定期間が経つと再発します。5年以上再発なしという例もありますが、おしなべて1年～1年半で再発する人が多いようです。

現在ではイレッサや同様の作用機序で効果があるタルセバ、ジオトリフの場合は、T790Mという耐性遺伝子変異、Met遺伝子の増幅、肝細胞増殖因子（HGF）の過剰発現などによって、耐性を獲得することがわかっています。

これらのうち、T790M耐性遺伝子変異による獲得耐性に対しては、それを克服する次世代の分子標的薬もすでに登場しています。タグリッソ（一般名オシメルチニブ）は、イレッサ、タルセバ、ジオトリフで耐性になった非小細胞肺がんのうち、T790Mの遺伝子異常を持つ場合に限り使用することができ、その効果は最初に使用したイレッサ、タルセバ、ジオトリフに匹敵するほどであり、かつ副作用がより少ないことがわかっています。

抗がん剤と分子標的薬の併用でがんをコントロール

肺がんは現在、国内で最も死亡者数の多いがんで、毎年約10万人以上が発病、約7万人の方が亡くなっていると推定されています。

肺がんは高齢者に多い病気です。たとえば男性が75歳で発病し、抗がん剤による治療開始から5年間生存すれば、80歳まで生存できることになります。

その観点からすると、肺がんにおいては従来の抗がん剤も見直されてきています。

近年の研究で、抗がん剤がどのようにがん細胞に働くのかがわかってきており、より効果的に使うことができるようになったからです。

これまで述べてきたように、抗がん剤も分子標的薬も完璧ではありません。ただ、これらの薬をうまく使うことで、肺がんを抑えることは可能になってきています。

たとえば、分子標的薬が効かなくなったときに、がんが進行しないように抗がん剤を使ってがん細胞を抑えたり、小さくすることもできます。

あるいは抗がん剤を使って、分子標的薬で耐性化したがん細胞を退治することも可

標的の有無別の治療戦略

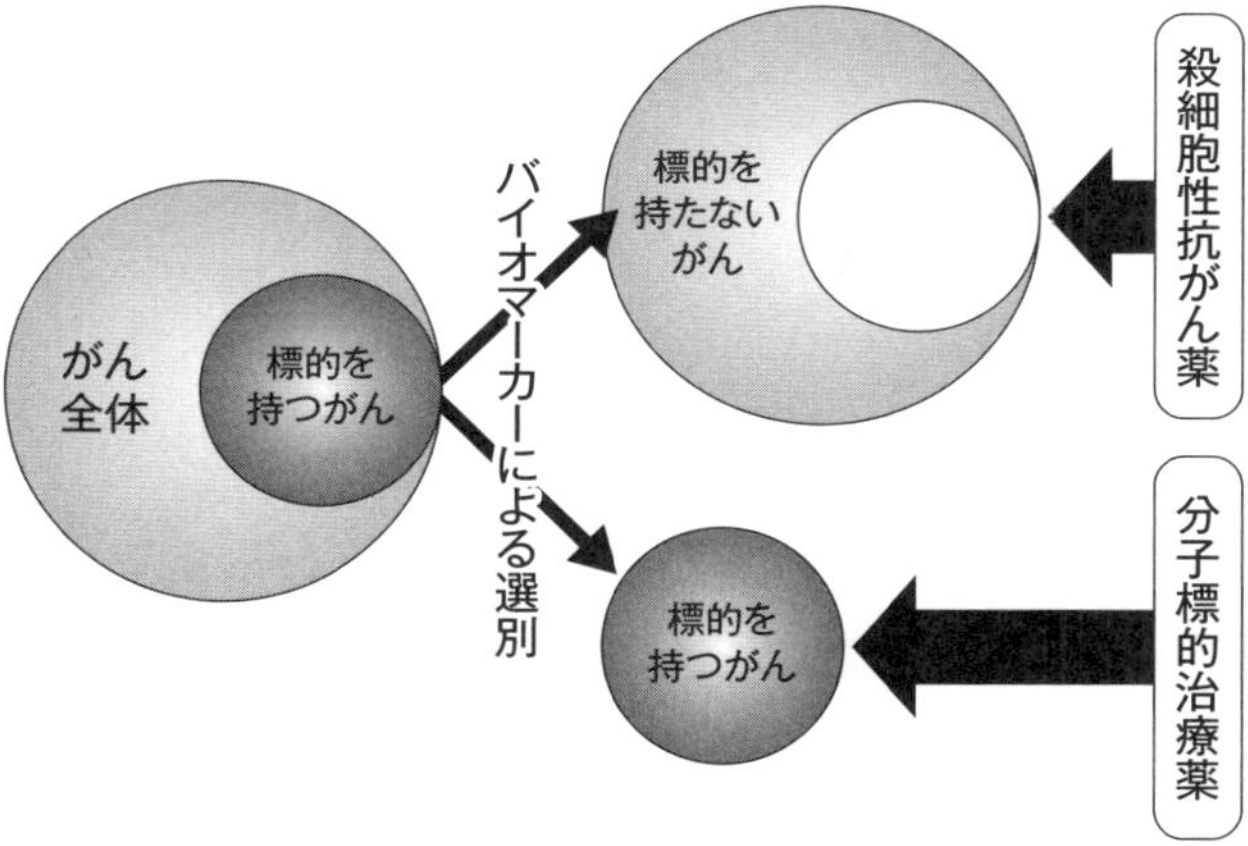

能かもしれません。そうなれば、がん細胞に耐性を獲得された元の分子標的薬が再び威力を発揮することもありうるでしょう。

　このように抗がん剤と分子標的薬がユニットとして、また駅伝チームのように襷《たすき》をつないでがんと対峙することで、QOL（生活の質）も十分保ちながら寿命を全うできるという考え方も可能なのではないでしょうか。

2章

がん免疫療法の超新星オプジーボとは?

免疫は身体を守るための警察組織

さて、本書のテーマである、オプジーボ（一般名ニボルマブ）について詳しく述べていきたいと思いますが、その前に、免疫についての予備知識を簡単におさえておきたいと思います。

オプジーボが〝夢の薬〟として大きな注目を集めている大きな理由の一つは、これまでの薬物療法の主流だった抗がん剤や分子標的薬と、がん細胞を攻撃する仕組みがまったく異なる点です。

その仕組みとは免疫を利用していることです。免疫という言葉はだれもが聞いたことがあるでしょう。生物の身体に備わっている働きで、外部から侵入してくるウイルスや細菌など、本来、身体にない異物から身体を守る機構です。

警察組織になぞらえれば、常に異物の侵入がないか、あるいは隠れてないか、チームを組んで巡回しているのが、NK細胞、マクロファージ、好中球、樹状細胞などの免疫細胞と呼ばれる「パトロール隊」です。

免疫機構を警察組織と暴走族にたとえると

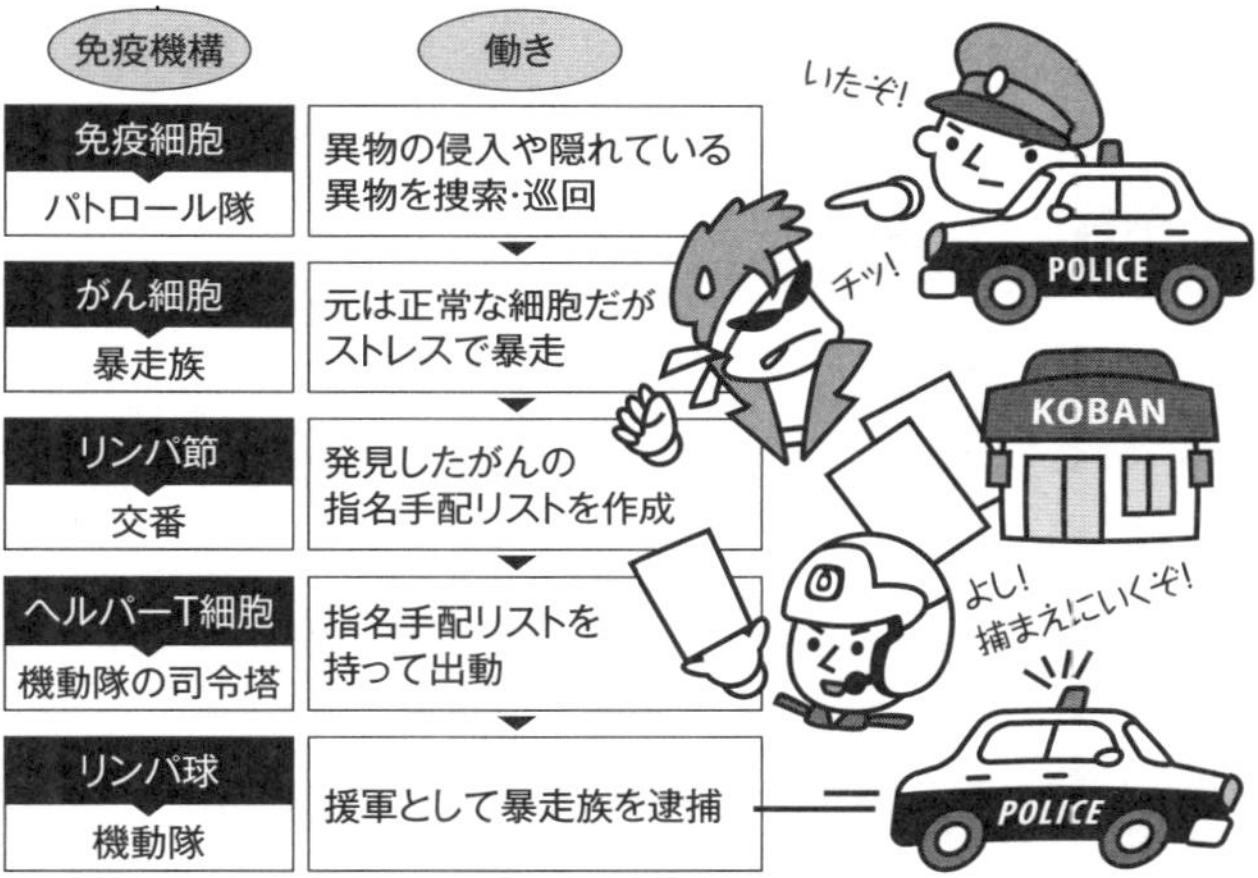

彼らは異物を発見すると、それぞれ役割分担に応じて自分の得意な方法で排除を試みます。こうした先天的に身体に備わっている免疫を自然免疫といいます。

もう一つ、パトロール隊の重要な役割は、発見した攻撃相手の情報を「交番」に連絡することです。その伝令役を務めるのが、枝分かれした突起を持つ樹状細胞で、いわば「巡査」の役割です。

その方法は、異物の目印となる抗原（生体に免疫反応を起こさせ、抗体をつくらせる原因となる物質）を旗に掲げて交番に知らせます。

それを受け取った「交番」では援軍とな

る「機動隊」を増員し、派遣します。「交番」にあたるのはリンパ節です。「機動隊」として増殖（細胞分裂）、派遣されるのがキラーT細胞やB細胞などのリンパ球です。また異物の手配書を作成して情報を記憶し、異物が再び現れたときに即座に再逮捕に向かえるように準備もしておきます。

とくにキラーT細胞は、異物のグランザイムというたんぱく質のDNAを切断し、アポトーシス（細胞の自然死）させる強力な武器を持っています。

こうして日々、私たちの身体の中では二重の攻撃態勢を敷いて異物と闘い、身体を守っているわけです。

ご存知の通り、風邪にかかる主な原因は外部から侵入してくるウイルスです。通常は事前に侵入を防ぎますが、防御線を突破されてしまった際に風邪の症状――咳やくしゃみ、痛み、発熱などが起こります。これらの症状は実は免疫がウイルスを撃退するために起こる免疫反応です。

ところが病院に行くと、解熱剤や鎮痛剤を処方してくれます。免疫反応にストップをかけるわけで、一見、矛盾しているように思えますが、理由があります。このような症状が長く続くと、体力が落ちて痛みや辛さにも耐えられなくなってしまいます。ひいては気管支炎や肺炎を起こします。そこで一時的な回避策として解熱剤や鎮痛剤を処方するわけです。

風邪を引き起こすウイルスは200種類以上も確認されていますが、インフルエンザなどほんの一部を除き、ウイルスに対する抗ウイルス薬は開発されていません。つまり、風邪は自分の免疫力で治すしかないのです。身体が疲れている時は、免疫力が低下しやすいので風邪を引きやすくなるのです。

免疫の役割は外部からの侵入者に対してだけではありません。体内で生じる異物にも同様の反応を示します。

その異物の一つががん細胞です。

さしずめ、ブレーキを壊し、アクセルは常にフルスロットル（際限なく細胞分裂を繰り返す）、周囲にも迷惑をかけ（浸潤と転移）、さらに活動資金を横取る（血管をつくり、栄養と酸素を奪う）がん細胞は、「暴走族」といったところでしょうか。

しかも彼らは常に警察の目（免疫）から逃れようとしています。その手口も実に巧妙です。

それでも体内の警察組織は優秀です。日夜巡回し、発見してはその芽をつぶしているのです。

世界初の抗体は北里柴三郎博士が発見

こうしてみると、いかに免疫力が大事か、おわかりになるでしょう。

リンパ球（機動隊）の中で、B細胞の役割の一つは記憶した異物の情報を元に、抗体をつくることです。抗体は特定の異物と結合してこれを無毒化または排泄する働きを持つもので、いわばある異物に対してカスタマイズした武器のようなものです。

「免疫ができる」あるいは「抵抗力がつく」という表現がありますが、一度発見し、手配書をつくっておけば、二度目に同じ敵に遭遇した際、すぐに抗体をつくり、撃退することができるのです。すなわち、一度かかった病気に対しては基本的に「免れる」ことができます。疫（病）から免れることができるから「免疫」という言葉になったわけです。

その性質を利用したのが、はしかやインフルエンザなどの予防接種です。あらかじめ、感染力を弱くしたり、無力化した病原体を注射しておくことによって、獲得免疫（感染・予防接種などによって得た免疫）として記憶させ、同じ病原体が体内に入ってきた際に素早く抗体をつくって、感染を防いだり、たとえ感染しても、症状を軽くすることができるわけです。

少し話が逸れますが、「抗体」を発見したのは、後に北里研究所を創立した北里柴三郎博士（1853～1931）です。

博士はドイツに留学し、コレラ菌などの発見者であるロベルト・コッホ博士の元で学んでいたエミール・ベーリング博士と共に破傷風《はしょうふう》菌の研究に取り組み、世界で初めて破傷風菌の培養に成功しました。

さらに博士は破傷風菌の毒素を中和する抗体（当時は「抗毒素」）を発見したのです。そして破傷風の血清療法を編み出し、多数の命を救いました。

一緒に研究を進めたベーリング博士はこの功績によって、第1回ノーベル生理学・

医学賞を受賞しましたが、なぜか北里博士は受賞を逸しました。

現在、私が所属する北里大学の新世紀医療開発センターは、先端的医療の研究と新医療領域の開発支援を行うことを目的に、北里研究所設立100周年（2014年）の大きな節目を控えて、2013年に設立されました。「新世紀」というネーミングは次の100年で北里博士が逸したノーベル賞を受賞できるような研究をしよう、という思いを込めて名付けられたのです。

それが設立からわずか2年後、100周年の翌年に大村智先生が感染症の特効薬の開発という快挙で、生理学・医学賞受賞を果たしたわけです。100年越しの夢がかなった瞬間でもありました。

北里研究所並びに北里大学は「免疫の北里」として脈々と伝統を受け継ぎ、世界に知られる存在となっています。

免疫強化を重視した従来の免疫療法

すでに述べたように、一般的にがんの三大療法といわれるのは、外科療法、薬物療法、放射線療法です。

それに次ぐ、第四の治療法といわれているのが、「免疫療法」です。オプジーボも免疫治療薬の一つです。免疫の働きを利用してがん細胞を死滅させる療法です。

免疫のメカニズムを理解すれば、がん細胞を撃退するうえで、免疫療法こそ最も有効な手段と思えます。実際、これまで、さまざまな免疫療法が開発されてきました。遡れば海外では19世紀にがん患者に細菌を投与し、免疫反応を活発化してがん細胞を小さくするという試みが始まっています。

1950年以降は、キノコやBCG（実験室での培養を繰り返して作った細菌）などから抽出した成分でつくる免疫力を活性化する薬「免疫賦活剤」の開発が相次ぎました。名前は聞いたことがある人も多いと思いますが、日本医科大学元学長の丸山千《ち》里《さと》博士が開発した丸山ワクチンもその一つです。これらの細菌やキノコ由来の免疫治療剤は第1世代に位置付けられています。

80年代に入ると第2世代が登場します。さまざまな疾患の発症の抑制に重要な役割を果たしているインターフェロンやインターロイキンなどを使ったサイトカイン療法です。さらに第3世代といわれる活性リンパ球治療やNK細胞治療、そして第4世代の樹状細胞ワクチン治療などが次々と登場しました。

これらの療法は、いずれも免疫力を高めてがんを攻撃する力を強化することを目的とし、その中でも患者さんの体内でがんに対する免疫反応を増強させるものを「能動免疫療法」と呼ばれています。

第4世代の樹状細胞ワクチン治療は、患者さんの体から取り出した伝令役の樹状細胞にがんの目印となるがん抗原の情報を覚えさせ、再び体に戻す療法です。樹状細胞ががん抗原を示すことによって、「機動隊」であるリンパ球が素早く攻撃できるようにするわけです。樹状細胞の研究に携わったアメリカのラルフ・スタインマンは、2011年にノーベル生理学・医学賞を受賞しています。

一方、同じ免疫力を高める方法でも、がんを攻撃する免疫細胞やがんを攻撃する武器となる抗体を体外で作って患者さんに投与する「受動免疫療法」もあります。体内からがん細胞攻撃の主力となるリンパ球を取り出し、パワーアップさせ、再び体内に戻すという方法です。

その一つである非特異的リンパ球療法は、免疫細胞であるリンパ球を体の外に取り出して増やし、攻撃力を高めてから体の中に戻します。この治療法にはいろいろな種類がありますが、中でも「機動隊」のエースであるキラーT細胞を使った治療法に期待が寄せられています。

いずれの方法にせよ、リンパ球が活性化し、確実にがん細胞を攻撃すれば、ほぼ撲滅できることは明らかです。しかも、免疫療法は身体が本来持っている力を利用するわけですから身体に負担が少ない、つまり、副作用があまり出ないことが大きな長所です。

ただ理論的にはそうであっても、これまで臨床的には「必ずしも効果があるとはいえない」というのが現状でした。それゆえ、従来の三大療法から免疫療法を含めての四大療法といわれるにはなかなか至らなかったのです。最新の臨床腫瘍学会の分類では、三大療法の他に「がん免疫療法」の項目が独立していますが、日本では、オプジーボが登場するまで、免疫療法薬が三大療法と肩を並べて論じられること自体がありませんでした。

がん細胞は免疫から逃れる免罪符を持っている

ところで、近年は世界中でテロの脅威が高まっています。各国ではテロに備えて警備の強化が進んでいるようです。しかし、いくら警察や兵を増員したり、訓練を積んでも、テロリストの居場所がわからなければ、手も足も出ません。

従来の免疫療法、とくに免疫力を強化してがん細胞を撲滅するというやり方はこの状況に似ています。リンパ球を取り出して強化する、すなわち「機動隊」の精鋭であるキラーT細胞を増員・強化しても、敵のアジトに辿りつけなければ、宝の持ち腐れです。彼らは詰め所で待機していて、指令を受けて初めて出動するからです。

いささか乱暴な言い方ですが、これまでは免疫療法で効果があったのは、「巡査」（樹状細胞）が、運よく敵と遭遇したときだけともいえます。

最近では、樹状細胞ワクチンとがん細胞を攻撃するNK細胞、あるいはリンパ球などを体外で強化し、一緒に戻す療法を複合して行うことをPRしているクリニックも数多くあります。NK細胞は、パトロール隊の中でも最も強力な武器を持った「警官」です。いわば、犯人の匂いを嗅がせた「警察犬」と、強化した「警官」や「機動隊」を同時に体内に戻すわけですから、たしかに効果があるような気がします。

しかし、肝心の犯人の匂いを間違えていたらどうでしょう。「警察犬」は右往左往、現場の「警官」もうろうろ、「機動隊」は出動できないか、出動しても攻撃相手を間違える可能性があります。

実際、こうしたクリニックで行っている療法は、「犯人」の匂い、すなわちその患者さんが実際に持っている抗原（ペプチド）の面《めん》が割れていないので、予測で嗅がせるわけです。つまり、こちらも運に任せた療法といえるのです。

さらにいえば、先進医療では事前に患者さんのがん組織を採取して、間違いのない匂いをかがせて行う療法もありますが、それでも必ずしも旗を掲げる（抗原を示す）わけではないのです。

それはがん細胞が警察組織から逃れる免罪符を持っているからです。そこでオプジーボの登場となります。

ターゲットをアクセルからブレーキへ

がん細胞にとっては、その免罪符が最後の砦、バリケードの一つといってもよいかもしれません。そしてオプジーボはこの免罪符をはがすことができる薬なのです。

「パトロール隊」が巡回中、挙動不審で怪しい人物（がん細胞）を発見、交番に連絡して「機動隊」であるキラーT細胞が急行、取り調べを行います。たしかにその人物は怪しい素ぶりなのですが、「身分証」を出して身元を示し、前歴もないことを証明するのです。そうなると、さすがのキラーT細胞はなすすべもなく、無罪放免するしかありません。

その身分証にあたるのが、ＰＤ－Ｌ１というたんぱく質です。このたんぱく質は、キラーT細胞の表面に存在するＰＤ－１というたんぱく質と結合する性質を持ち合わせ、結合すると、キラーT細胞は働きを抑制されてしまうのです。つまり、キラーT

細胞の働きにブレーキをかけるわけです。

　キラーＴ細胞が見逃してしまうことを「免疫回避」と呼び、結合する部分を「免疫チェックポイント」と呼びます。その本来の存在意義は、免疫細胞が過剰に働いて、正常な細胞に対してまで無闇に攻撃をしないようにするところにあります。

　オプジーボはこの免疫チェックポイントを阻害する、つまり、身分証の偽装を見破り、免疫細胞にアクセルを踏ませる「免疫チェックポイント阻害薬」なのです。

　もう少し詳しく説明しますと、キラーＴ細胞の表面にあるたんぱく質ＰＤ－１は受容体と呼ばれるもので、それぞれ特異的な物質（リガンド）と結合する性質を持っています。キラーＴ細胞の受容体は、相手のリガンドと結合すると相手を味方だと判断してしまい、攻撃の手を緩めるわけです。がん細胞は免疫から逃れるために、キラーＴ細胞のＰＤ－１と結合するリガンドＰＤ－Ｌ１をつくりだして、キラーＴ細胞を欺いているのです。

　これに対し、オプジーボはＰＤ－Ｌ１の先を越してＰＤ－１と結びつくことで、ＰＤ－Ｌ１の邪魔をする（阻害）する薬です。結合する前に「先に蓋をしてしまう」と

オプジーボの作用機序

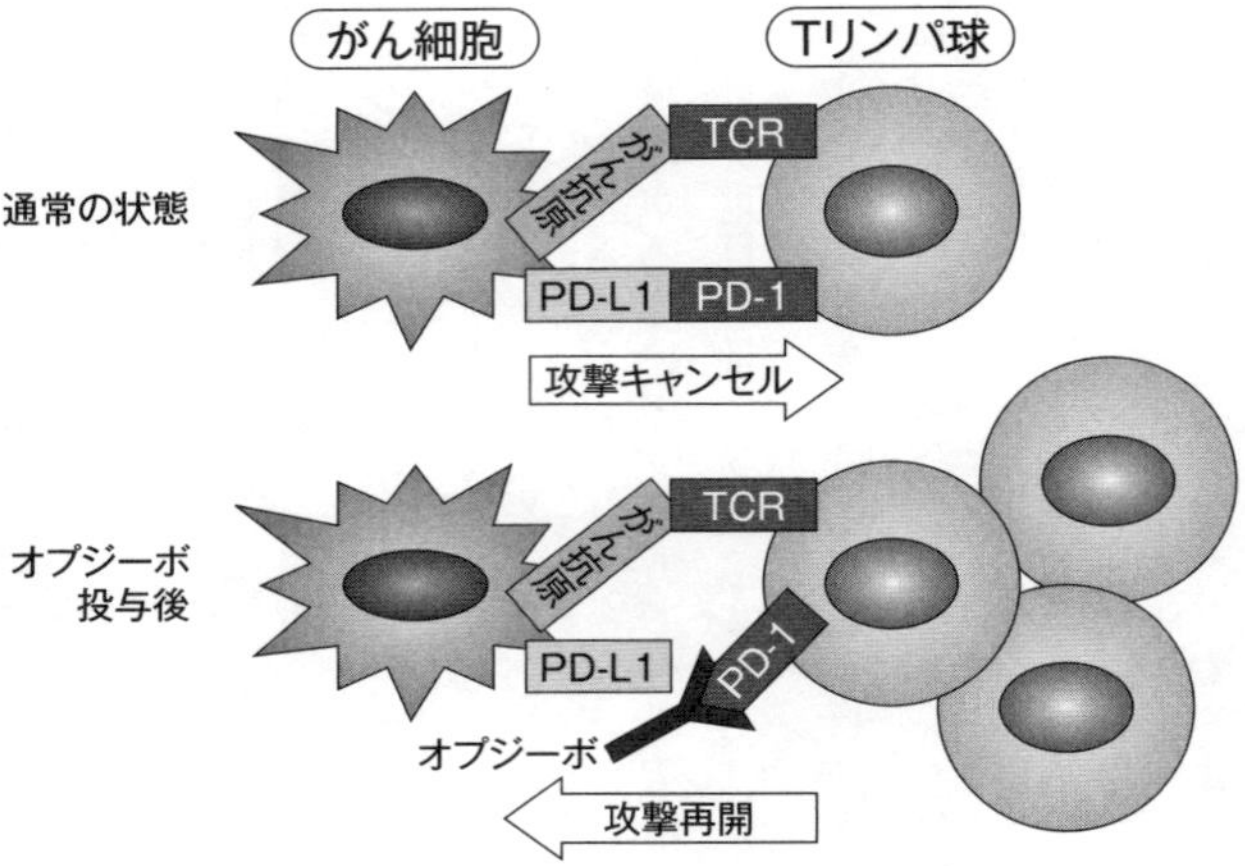

いうイメージです。結び付きを失ったがん細胞は、キラーT細胞から敵とみなされて攻撃を受け、増殖が食い止められ、いずれ死滅してしまうという仕組みです。

従来の免疫療法は、免疫側の攻撃力を高めることに主眼をおいていたのですが、オプジーボはがん細胞側に注目し、その働きを阻止するという、いわば発想の転換によって生まれた薬といえるでしょう。攻撃力を高めるアクセルから、阻止するブレーキへとターゲットを変えたわけです。

さまざまながんの治療薬となる可能性も

オプジーボ開発のきっかけとなったのは、1992年、京都大学の本庶佑《ほんじょたすく》名誉教授の研究室で偶然、PD－1を発見したことに始まります。

その後、本庶氏はアメリカのベンチャー企業や日本の小野薬品工業と共同で新薬の開発に取り組み、最終的にはアメリカの大手製薬メーカーのブリストル・マイヤーズ・スクイブ（BMS）と小野薬品工業の共同開発という形になりました（小野薬品工業は日本・韓国・台湾での開発・販売権を持つ）。

2013年には世界的な科学雑誌『サイエンス』が、科学界における最も画期的な事象を決める「今年一番のブレイクスルー」にがんの免疫療法を選ぶなど、発売前から「夢の薬」として大きな期待が寄せられていました。

そして2014年7月、日本でもメラノーマ（悪性黒色腫）の免疫治療薬として承認され、発売されました。

翌年の12月には肺がん（非小細胞肺がん）にも適応拡大されました。さらに201

6年8月には腎細胞がんに対しても使えるようになりました。

また膠芽腫《こうがしゅ》（脳腫瘍の一種）、小細胞肺がん、尿路上皮がん、肝細胞がん、食道がん、大腸がん、胃がん、血液がんなど、さまざまながんに対する臨床試験が日米で行われており、今後さらなる適応拡大が見込まれています。

私自身も、免疫チェックポイント阻害薬という新しい発想から生まれたオプジーボには大きな可能性を感じているひとりです。ただし客観的に見て、現段階ではあくまでも可能性です。

最初にオプジーボが承認されたメラノーマは、黄色人種では比較的少ないがんで、日本では年間10万人あたり2人程度とされる珍しいがんです。ただし、頻度は少ないながらも、皮膚腫瘍で死亡する患者の約8割を占めるほど、悪性度が高いがんです。

従来、治療の第一選択は外科的切除で、進行した場合は薬物治療が行われます。標準治療薬として使われる抗がん剤のダカルバジン（DTiC）の、根治切除不能な転移を有する患者に対する奏効率は10～20％、完全奏効率は5％。対してオプジーボの臨床試験（第Ⅱ相試験）では、奏効率22・8％と上回っていました。

非小細胞肺がんは肺がんのうち約85%を占め、肺線がん、扁平上皮がんなどのタイプがあります。肺がんは無症状で進むことが多いため、約7〜8割の方が手術できない状態で見つかります。そのため、大半の方が化学療法となります。非小細胞肺がんの場合、遺伝子変異の有無や扁平上皮がんかそれ以外か（非扁平上皮がんか）によって、初回治療に使用される薬剤が異なりますが、2次治療以降では薬剤としてはタキソテール（一般名ドセタキセル）を使用することが標準治療となっています。

2015年に報告された大規模比較臨床試験では、ドセタキセルを使った場合と比べてオプジーボを使用した場合には、生存期間が明らかに延長されることが証明されています。

とくに扁平上皮がん（非小細胞肺がんの一種）のステージ3、4期ですでに化学療法を受けているにも関わらず、進行した患者さんを対象にした臨床試験では、全生存期間中央値でドセタキセルの6・0カ月に対し、オプジーボは9・2カ月、1年生存率と奏効率もそれぞれ24%対42%、9%対20%と、顕著な開きがあります。

現在、オプジーボ以外にも他メーカーによる免疫チェックポイント阻害薬（抗体は

扁平上皮がんに対する臨床試験の結果

	オプジーボ	タキソテール
有効	20%	9%
不変	29%	34%
増悪	41%	35%
1年生存率	42%	24%
生存期間中央値	9.2M	6.0M
ハザード比(p値)	0.59	(P<0.001)

Brahmer J et al, N Engl J Med 2015;373:123-35

異なる）は発売されていますし、現在も免疫チェックポイント阻害薬をはじめとする免疫療法薬は、世界中の製薬会社が開発に取り組んでいます。今後、さまざまな薬が登場することは間違いないでしょう。

効く人と効きにくい人がいる

現在、オプジーボを開発したブリストル・マイヤーズ・スクイブと小野薬品工業は、前述した通りさまざまな部位のがんへの臨床試験を行っています。

がん細胞が免疫細胞にかけるブレーキを外して、攻撃側のアクセルを強める、とい

う免疫チェックポイント阻害薬の特徴を考えると、読者の皆さんの中には、

「それでは、どのがんにも効果があるのでは？」

と思う方もいらっしゃるでしょう。

しかし、実際にはがんの部位だけでなく、同じ肺がん患者さんの間でも、効果がある人とない人がいます。非小細胞肺がんの臨床試験では20％の患者さんに有効だった一方、40％の患者さんには効果がなかったという結果も出ています。

その原因は詳しくわかっていませんが、ただ傾向として、がん細胞側のＰＤ－Ｌ１の発現率が高い人ほど効果が高くなる、ということはわかってきました。発現率が高いということは、それだけブレーキを踏みこんでいる力も強力なわけで、その分、解除してやったときの効果が強く出るのだと考えられます。

またアメリカの臨床試験では、実際に免疫チェックポイント阻害薬の効果が高いがん、低いがんがあることもわかってきました。

たとえば、大腸がんは効果が低いといわれます。大腸がんは遺伝子変異が少ないがんで、変異が少ないと免疫細胞ががん細胞を発見する確率が下がり、攻撃しにくいと

考えられます。逆に、大腸がんでも、遺伝的な影響で遺伝子変異が多い患者さんには奏効したという報告もあります。

したがって部位にかかわらず、遺伝子変異など、免疫細胞の攻撃の目印が多いケースほど免疫チェックポイント阻害薬効果が上がると考えることもできます。

ただし、オプジーボはその価格が大きな社会問題に発展するほど、非常に高額な薬です。最近、その価格が半額になったとはいえ、今後、どのがんに、どのような人に効くのかを探っていく必要もあるでしょう。事前に効果がある患者さんかどうか、あるいは副作用が起きやすい人かどうかも含めて、研究を進めていかなければなりません。

オプジーボにも副作用があることを理解しよう

免疫療法薬のメリットの一つと考えられてきたのは、自身の免疫を利用して治療するため、副作用が少ないということでした。しかし、実際には抗がん剤などと比べると頻度は高くありませんが、自己免疫関連の副作用が報告されています（詳細は3章のQ＆A参照）。非小細胞肺がんでは間質性肺炎、副腎不全、劇症1型糖尿病などの重い副作用を発症することが報告され、中には死亡した例もあります。

副作用が起こる理由は、なぜ免疫チェックポイントがあるのかを考えれば、自ずと浮かんできます。先に述べたように、免疫チェックポイントのそもそもの役割は、免疫細胞が正常な細胞を無闇に攻撃しないようにするということです。いわば、誤認逮捕をしないための関門です。

そして、誤認逮捕をしてしまった際に起きるのが自己免疫疾患です。たとえば、1型糖尿病はリンパ球がインスリンを分泌するすい臓の正常なβ細胞を破壊してしまうことで起こる自己免疫疾患です。

こうした誤認逮捕が関節で起きれば関節リウマチ、腸管で起きればクローン病、甲状腺で起きた場合は橋本病となります。原因はわかっていないことも多いのですが、リンパ球が正常な細胞を攻撃して起こる疾患です。

オプジーボは、がん細胞の免罪符をはがすための薬ですが、がん細胞か正常細胞かを見極める機能の一つを外してしまうわけですから、誤認逮捕による自己免疫疾患が増えるのも十分に考えられることです。

現状では、事前にどんな副作用が起こるのかはわかっていません。身体のどの部分に自己免疫疾患が起こるかは、発症してみないとわからないのです。

オプジーボの使用による入院加療が必要な副作用の報告は、いまのところ抗がん剤に比べて2～4割少ないのですが、なにが出てくるかがわからない怖さはあります。数は少なくても、実際に現れる副作用はバラバラです。

副作用への対応は免疫チェックポイント阻害薬の今後の大きな課題ですが、治療する医師も患者さんも、そのことを理解したうえで使用すべきです。

ところで、免疫チェックポイントは、免疫細胞が過剰に働かないためのブレーキのような働きをしていますが、私たちの身体自体も、じつはアクセルとブレーキを持ち合わせ、両者をうまくコントロールしながら生きています。

たとえば、血圧や血糖値は通常、上下動はあっても一定の範囲内で保たれています。上がり過ぎたなと思えば、自然と下げる機能が働きます。逆もまた然りです。

すなわち、全身の細胞や組織、臓器が連動して、アクセルとブレーキを上手に使いながら生命を維持しているのです。

もっと身近なところでいえば、暑ければ自然と汗をかきますし、寒ければ身震いします。どちらも体温調節をするための働きです。こうした仕組みを恒常性維持（ホメオスタシス）といいます。

免疫機構全体も、免疫チェックポイントも、私たちの身体を維持するためのホメオスタシスの一部といえるでしょう。がん細胞を「逮捕」するという大義名分があるにせよ、免疫チェックポイント阻害薬はそのホメオスタシスの仕組みを阻害するわけですから、必ずどこかにシワ寄せはあるわけです。

どんなに優れた薬でも必ず副作用は起きます。単純に、自己免疫を利用しているから身体には負担が少ない、と安心することはできません。

オプジーボが開いた免疫療法の未来

オプジーボが登場する前から、免疫療法は数多く登場してきました。理論的には、免疫を強化することでがん細胞が小さくなる、あるいは消滅するということは十二分に考えられることなので、大いに期待されてきました。

しかし、実際にはなかなか思うような効果が得られず、その有効性を科学的に実証した治療法も、承認された薬もありませんでした。次第に医療の現場では、

「免疫療法ではがんはなおらない」

というのが常識化していました。

実際、オプジーボを開発した本庶佑博士は、免疫細胞に発現するたんぱく質PD－1を発見し、その働きを解明すると、これをがん治療に応用できないかと考え、さまざまな企業に話を持っていったそうです。しかし、話に興味を持つところはほとんどなかったといいます。がんの専門家のほとんどが、免疫療法は眉唾《まゆつば》モノだろうと考えていたわけです。

本庶博士は免疫がご専門であり、がんの専門家ではなかったからこそ、ＰＤ－１ががん治療に使えるという発想を得たともいえるでしょう。

結局、アメリカの研究者とベンチャー企業が興味を示して、ＰＤ－１を抑制する薬を開発、科学的にもその有効性が実証され、これまでの常識を覆す新薬が誕生したわけです。

私はこの薬の存在を知ったとき、免疫の力は、私たちが想像している以上に強いのではないかと感じました。

免疫の力の強さを示す一例を示すと、たとえば喫煙者はタバコを吸わない人よりも発がんのリスクが高いことが明らかになっています。いうまでもなく、タバコにはＤＮＡを傷つける発がん物質が多数含まれているからです。しかしリスクが高まるとはいえ、喫煙者が全員がんになるわけではありません。

それはなぜか。つまり、分子の段階でＤＮＡを傷つけがん細胞が生まれても、免疫の力で抑える力は私たちが想像していた以上に強く働いているということです。免疫が高確率にがん細胞を叩いているわけです。

それを証明したのが免疫チェックポイント阻害薬といえるのではないでしょうか。がん細胞側からしても免疫力が強力だからこそ、免疫から逃れる術、すなわちＰＤ－Ｌ１という分子を持つようになったのかもしれません。

がんを発症するのは、発がん物質という環境因子よりも、免疫力の強弱の方がより影響力が強いのではないかということです。

もちろん、これは科学的に証明されているわけではありませんが、免疫チェックポイント阻害薬の登場でそう考えるのが自然といえる気がします。

もちろん、だからといってタバコをどんどん吸ってもよいというわけではありません。リスクを高めるのは間違いないわけですし、その他さまざまな生活習慣病の原因となることは明らかになっているわけですから。

いずれにしても、今後、免疫の研究が一層進むことを期待せずにはいられません。

3章

オプジーボについてもっと知りたい　Q&A

Q1 オプジーボはがん患者ならだれでも使えるのですか？

オプジーボは2014年4月に国内でメラノーマ（悪性黒色腫）の治療薬として承認され、2015年12月に非小細胞肺がん、翌年8月に腎細胞がんに適応拡大されました。ただし、臨床試験の結果、たとえば非小細胞肺がんの場合、約2割の患者さんに有効とされていますが、どのタイプの患者さんに効くか、事前予測はできていません。

現在、日米で膠芽腫、小細胞肺がん、尿路上皮がん、肝細胞がん、食道がん、大腸がん、胃がん、血液がんなどのがんに対する臨床試験が行われていますが、現在（2016年末）ではまだ承認されていませんので、先の3つのがんのみが対象となっています。

またこの3つのがんでも、オプジーボに含まれている成分に対して、以前アレルギー反応（気管支けいれん、全身性の皮膚症状、低血圧など）を起こしたことがある患者さんの場合は、さらに重いアレルギー反応が出る可能性があるため、オプジーボによる治療は受けられません。

さらに、自己免疫疾患や間質性肺炎にかかったことがある人は、オプジーボの治療には慎重な検討が必要です。

Q2 早期のがんでも治療できるのですか?

早期のがんに対しては薬効やその副作用については確認されていないので、メラノーマ、非小細胞肺がん、腎細胞がんのいずれでも使用することはできません。

非小細胞肺がんの場合は、基本的に手術や放射線治療が困難で、かつ抗がん剤による化学療法の経験がある患者さんが対象です。メラノーマも手術による治療が難しいケース、腎細胞がんも根治切除不能または転移性の腎細胞がんの患者さんが対象です。

Q3 オプジーボは完全にがんを消すことができますか?

大部分の固形がんは、一般的に手術による切除から5年を経ても再発しなければ治癒したとみなします。またステージ4以降の固形がんの患者さんが、画像上のがんが消失し以前の元気を取り戻すことを「完全奏効」といいます。全身のがん細胞を顕微鏡レベルでくまなく調べることはできないので「治癒」とはいえませんが、ほぼ治ったとみなされます。

がんの中で、「治癒」が完全に証明されるのは血液のがん（白血病）です。血液がんの場合は、採血すれば骨髄や血液の中にがん細胞がいるかどうか、確認できるからです。完全に消滅すると「完全寛解《かんかい》」といいます。

オプジーボの場合は発売からまだ3年経っていませんので、効果があっても完全奏効できるかどうかは、現段階では不明です。ただ臨床試験ではアメリカでも日本でも、薬剤が効いた患者さんは生存期間が延長され、完全奏効したケースもあるようです。

Q4 これまでの免疫療法と何が違うのですか？

一言でいえば、オプジーボは日本で初めて複数のがん腫に対して、単独で生存延長を示すがん免疫療法として承認された薬ということです。すなわち、その効果に国がお墨付きを与え、保険適用にした薬ということです。

承認されたのは科学的、医学的な裏付け、つまりきちんと臨床試験を経て、データによって客観的に証明された「エビデンス」があるからです。

2章でも紹介しましたが、これまでもさまざまな免疫療法がありました。国内では過去には丸山ワクチンなど大いに注目されました。このワクチンは結核やハンセン病の患者さんにがんが少ないことに着目した、丸山千里博士が開発した薬です。現在も自由診療において治療に使うことはできますが、効果を証明するエビデンスはほとんどなく、医学的には認められていないといっていいでしょう。

もう一つの大きな違いは、これまでの免疫治療は免疫力を上げる(アクセルを踏む)ことに主眼を置いてきましたが、オプジーボはがん細胞の働きにブレーキをかけることをターゲットにした薬ということです。

Q5 抗がん剤や分子標的薬よりも効果があるのですか？

前の章でも述べましたが、非小細胞肺がんにおいてオプジーボは、二次治療の標準治療である抗がん剤のドセタキセルよりも統計学的に見て有効とされています。また抗がん剤はがん細胞だけでなく周囲の正常な細胞も攻撃するので、副作用もオプジーボよりも強く出ます。

また、がん細胞は分子標的薬に対して薬剤耐性を獲得するので、一定期間を過ぎると効果がなくなってしまいます。一方オプジーボは、理論上ではそこにがん細胞がある限り、その働きにブレーキをかけ、攻撃を続けるので、がんを長い間封じ込められる可能性があります。実際、オプジーボで治療したメラノーマ患者は、5年、10年経っても生存率が下がっていないというデータもあります。

このように長い間効果が続く可能性があるというのも、オプジーボをはじめとする免疫療法の大きなメリットといえるでしょう。

ただ、どの治療法も患者さんのがんの状態、持病などによって、使えないケースもあります。どの薬が優れているかというよりも、そのときの状況によってどの薬が最適かを選択していくことになるでしょう。その意味でもインフォームドコンセント（説明をうけたうえでの同意）が大事になってきます。

Q6 他の抗がん剤や分子標的薬と併用することはできるのですか？

現段階では併用は認められていません。その有効性や安全性が確立されてないためです。

しかし、将来的には使える可能性はあります。現在、既存の抗がん剤や分子標的薬と併用して使うことで、より効果を高めようとする研究も取り組まれています。

併用してそれぞれの特徴を活かすことで、単剤で使用するよりも効果的な治療が可能になれば、医師と患者さんの双方にとって治療の選択肢が増えて、個々の状態により適した治療ができるようになることが期待されます。一方で、併用により逆に重い副作用が増える可能性があることにも注意が必要です。ＥＧＦＲ阻害薬と免疫チェックポイント阻害薬（抗ＰＤ－Ｌ１抗体）の併用の効果をみる治験において、併用群において高率に間質性肺炎が生じたため試験自体が中止になったケースがあります。

Q7 がんの予防として効果はありますか？

オプジーボは免疫細胞ががん細胞の存在を認識し、機動隊（キラーＴ細胞）が現場に駆け付けて、初めて効果を発揮します。したがってがん細胞が認識されない、つまりがんにかかってないときはあまり意味がなく、予防薬としては向いていないでしょう。

薬剤でのがん予防という意味では、まだ小さながん細胞でも見つけやすくするようなワクチンなどが考えられます。その種の薬剤はまだ開発されていませんが、よくいわれるように、がんは早期発見が非常に大事なのです。

免疫チェックポイント阻害薬に大きな効果があることを考えると、免疫力でがんの発生を抑えるという発想は大事です。

そのためにはどうすればよいかというと、あくまでも個人的な見解で科学的根拠に乏しいのですが、まず健康的な生活を送ることです。タバコを吸わず、適度な運動を習慣的に行い、ストレスをためず、バランスのよい食事をとる、そして規則正しい睡眠です。こうした生活を送ることで、体力は維持され、免疫力が上がるとともに、がんの元となるＤＮＡを傷つける因子をつくらないことにもなるのです。

Q8 具体的な治療はどのように行われるのですか？

オプジーボは、点滴注射で静脈から1時間かけて患者さんに投与されます。非小細胞肺がん、腎細胞がんの場合は投与の間隔は2週間に1回です（2週間投与）。

メラノーマの場合も2週間投与ですが、過去に抗がん剤治療を受けたことがある患者さんについては、間を20日間空ける場合もあります（3週間投与）。これらは担当医師の判断となります。

Q9 治療はどのくらいの期間、行われるのですか？

オプジーボは理論的には免疫を活性化させる薬ですから、一度作動すると長期にわたって効果が得られると考えられます。投与する回数にしても、オプジーボの産みの親である本庶佑博士は、4回〜6回までの投与で効果があるとおっしゃっています。しかし、現状ではまだはっきりとはいえません。効果のある無しに関わらず、「やめどき」がわかっていないというのが実情です。

2015年7月から日本赤十字社医療センターの研究グループが、効果がない患者さんを早期に見極めるための観察研究を始めています。全国の35の病院でオプジーボを使う患者300人を集め、2年間の経過を観察し、早期に効果判定できる指標を探るそうです。

また国立がん研究センターなどのグループは、効果が出た患者さんが、投与をやめても効果が続くか確認する臨床試験を開始する予定です。

早期に効果の判断や投与をストップするタイミングがわかれば、副作用の抑制、患者さんの費用負担の軽減にもつながります。

Q10 治療には入院は必要ですか？

入院・外来の規定はありません。病院や担当医師によって対応は異なります。担当の医師に相談されるとよいでしょう。

Q11 どんな副作用がありますか？

注意が必要とされる副作用は、間質性肺疾患、重症筋無力症、筋炎、大腸炎、重度の下痢、1型糖尿病（劇症1型糖尿病を含む）、肝機能障害、肝炎、甲状腺機能障害、神経障害、腎障害、副腎障害、脳炎、重度の皮膚障害、静脈血栓塞栓症、薬剤の注入に伴う反応です。その他、皮膚障害、ブドウ膜炎などが現れることもありますが、とにかく体中の全ての臓器に自己免疫性の副作用が生じる可能性があります。オプジーボを投与された患者さんは、いつもと違うと感じたら担当者に連絡することが重要です。

小野薬品工業によると、2014年の承認以降、オプジーボを投与された推定患者数は2016年4月末時点において5976人で、そのうち2856人になんらかの副作用があり、重篤例は763人と報告しています。間質性肺炎、心筋炎では死亡例も報告されています。

また、まだ有効性や安全性が確認されていない他の抗がん剤や分子標的薬との併用による重篤な副作用例の報告もあります。

Q12 オプジーボの実際の治療にはどのくらいかかりますか？

オプジーボは、その登場以来、「高い薬」としても世間の注目を集めました。しかし、高額医薬品が国の医療保険制度を圧迫するという声もあることから、緊急の薬価改定が検討され、2016年11月に50％の引き下げが決まりました。実際の引き下げは、

２０１７年２月１日から適用されます。

改定前は、日本では１回の投与で約73万円とされ、体重60kgの人が１年間使用すると（年26回使用）、約３５００万円の治療費がかかるとされていました（２０１６年11月現在）。国内の医薬品の中でも飛びぬけて高額でした。

なぜこれだけ高額になったのかといえば、最初に承認されたメラノーマの国内の患者数が少ない（数百人）ことから、莫大な研究・開発費をペイするためには、これくらいの金額が妥当と判断されたのでしょう。またオプジーボが世界に先駆けて日本で承認されたため、他国の薬価を参考にできなかったということもあるでしょう。２０１６年11月現在、アメリカでは約30万円、英国では約14万円の薬価です。引き下げ後の日本の薬価は、73万円の半額で36・５万円となりましたが、それでもまだまだ「高い薬」であることに変わりはありません。

現在では非小細胞肺がん、腎細胞がんの適応を受けて、対象患者数は大幅に増えました。

ちなみに、分子標的薬もオプジーボほどではありませんが高額です。以前は経済的な理由で使わない患者さんもいらっしゃいましたが、現在では「高額療養費制度」の対象となったので、より多くの患者さんが使えるようになりました。この制度の適用で、医療費の自己負担分が一定額を超えた場合に、その超えた金額があとで払い戻されるため、患者さんの負担は月8万円ほどで済みます。オプジーボにも、この制度が適用されます。

Q13 免疫チェックポイント阻害薬は、オプジーボ以外にもありますか？

オプジーボに続いて2015年7月に、ヤーボイ（一般名イピリムマブ）が承認されています。オプジーボ同様、小野薬品工業とBMS社が開発、販売しています。こちらは現在、メラノーマの治療薬として承認されています。

オプジーボとの違いは、PD－1とは異なるCTLA－4というキラーT細胞の免疫チェックポイント分子に結びつくことでキラーT細胞の攻撃力を高める薬です。

オプジーボと比較すると、効果は若干落ちるともいわれ、副作用も強く出現する傾向があるようです。アメリカでは未治療の進行期メラノーマに対して、オプジーボとの併用治療を承認しています。

また現在、アメリカでオプジーボとともに、メラノーマ、非小細胞肺がんの治療薬として承認されているのは、メルク社のキートルーダ（一般名ペンブロリズマブ）です。こちらも現在、日本でも承認申請されています。

キートルーダもオプジーボ同様、抗ＰＤ－１抗体です。現在、メラノーマのみが審議されますが、すでに切除不能な進行・再発の非小細胞肺がんでも承認申請されています。またこちらも日本国内で、膀胱がん、乳がん、胃がん、頭頸部がん、大腸がん、ホジキンリンパ腫の適応症に対して臨床試験が進行中だそうです。

Q14 オプジーボの治療はどこで受けられるのですか？

基本的には製薬会社（小野薬品工業とブリストル・マイヤーズスクイブ社〈ＢＭＳ社〉）が認定している病院に限られます。その条件としては、オプジーボ投与によって起こりうるすべての副作用に対応できる病院であることです。

全国に、厚生労働省が認定するがん診療連携拠点病院（３９９カ所）と地域がん診療病院（28カ所）があります。これらの病院にはがん患者さんやそのご家族向けに相談支援センターが設置されていますので、一般の患者さんがどこで治療を受ければよいかについては、そちらに相談するのがよいでしょう。治療薬をはじめ、最新のがん治療に関する情報が揃っています。

また、オプジーボを個人輸入して使用しているクリニックもあるようです。このような事例に関しては、公益法人日本臨床腫瘍学会が『免疫チェックポイント阻害薬（ニボルマブ（オプジーボ®）、イピリムマブ（ヤーボイ®））などの治療を受ける患者さんへ』というメッセージを公表しています。以下に引用しますので、ご参照ください。

免疫チェックポイント阻害薬（ニボルマブ（オプジーボ®）、イピリムマブ（ヤーボイ®））などの治療を受ける患者さんへ

２０１６年７月13日
公益社団法人日本臨床腫瘍学会
理事長 大江裕一郎

免疫チェックポイント阻害薬のニボルマブ、イピリムマブが国内で販売されています。現時点での適応症（保険が適用される病気）はイピリムマブが「根治切除不能な悪性黒色腫」、ニボルマブが「根治切除不能な悪性黒色腫」と「切除不能な進行・再発の非小細胞肺がん」です。

適応症は効果と安全性に関するデータから国が適正であると判断しているものです。免疫チェックポイント阻害薬は新しい機序に基づく抗がん剤であるために、数多くのがん、白血病、悪性リンパ腫について、その効果と安全性が研究されている段階です。対象となる疾患によっては効果が無いこともありますし、重篤な副作用が出現する場合もあることが知られています。特に、間質性肺炎、甲状腺機能異常、劇症1型糖尿病、自己免疫性腸炎、重症筋無力症などが約10％の患者さんにみられ、死亡例の報告もあります。そのため、施設要件（投与を受けても安全である施設）、医師要件（処方をされても安心できる医師）を厳格に定めて、国内の薬剤供給が行われています。しかし、施設要件、医師要件を満たさない施設・医師が、国内販売企業を通さず、海外から個人的に輸入した免疫チェックポイント阻害薬を添付文書とは異なる用法・用量で適応症以外の疾患に投与する事例が散見され、副作用に適切に対処できないなど、大きな問題となっています。

本剤の投与に際しては、添付文書においても、「緊急時に十分対応できる医療機関において、がん化学療法に十分な知識・経験を持つ医師のもとで投与すること」とされております。また適応症以外の疾患に対する投与は原則として治験や臨床研究として行われる場合に限られるべきで、倫理審査委員会などによる第三者からの投与の適切性の評価が必須とされています。

患者さんにおかれましては、有効かつ安全に投与できる要件を満たす施設・医師のもとで、適切な投与量・投与方法にて免疫チェックポイント阻害薬の投与を受けていただければと思います。

日本臨床腫瘍学会ホームページより引用
(http://www.jsmo.or.jp/)

4章

ここまでわかってきた、がん発生のメカニズム

世界で初めて人工がんを作った山極博士

あまり知られていませんが、世界で初めて人工がんの発生に成功したのは日本人です。

その名は山極勝三郎《やまぎわかつさぶろう》博士（１８６３～１９３０）。現在の長野県上田市の出身で、東京帝国大学医学部を首席で卒業後ドイツに留学、コッホ（結核・コレラ菌などの発見者）やフィルヒョウ（白血病の発見者）に師事しました。

帰国後、母校の教授に就任、ペストやツベルクリンの研究とともに、がんの研究に打ち込み、１９０５（明治38）年、日本で初の胃がんに関する著書『胃癌発生論』を出版しています。

同書では３０００件を超える解剖に立ち会って、実際に胃がんの病変を観察した結果、「多くの胃がんが単純胃潰瘍の縁が暴飲暴食による慢性反復性の刺激を受け、がんになった」という論を展開しました。

また山極博士は肝臓がんの分類法なども発表しています。肝臓がんには肝臓の実質細胞からできるものと、輸胆管上皮細胞からできるものがあり、博士はこれを区別し、実質細胞由来のものを「ヘパトーマ」と名付けました。この名称は一時、国際的にも使用されていましたが、現代では「肝細胞がん」と呼ばれています。

こうしたさまざまな研究を経て山極博士は「がんが作れれば、がんは治せる」という信念を抱き、人工的な発がん実験に挑みます。

当時、がんの発生原因ははっきりしておらず、「刺激説」と「素因説」がありました。山極博士は煙突掃除夫に陰嚢がんが多く、またコールタールを扱う労働者に職業性の皮膚がんが発生しやすい、という海外のデータに着目、刺激説を有力だと考えていました。

そこで、ウサギの耳にコールタールを塗りつけて擦りこむという地道な方法を採りました。助手の市川厚一氏（獣医学者）とともに忍耐強くトライを繰り返し、ついに1915（大正4）年、人工がんの発生に成功したのでした。

二人の成功は刺激説の有力な証拠となりました。その標本は現在も東京大学と北海道大学（市川氏は後に北海道帝国大学教授）に保存されています。

山際博士はこの成功でノーベル生理学・医学賞の有力候補として何度もノミネートされましたが、残念ながら受賞には至りませんでした。もし受賞していれば、物理学賞の湯川秀樹博士よりも早く日本初のノーベル賞受賞者となっていたわけです。同時に山極博士の名も業績も、後世に大きく伝えられたことでしょう。また、山極博士も世界で初めて人工的にがんをつくることに成功した後、がん治療に免疫の可能性を見いだしたひとりでした。

2016年には、山極博士の生涯を描いた『うさぎ追いし~山極勝三郎物語~』という映画が公開されました。作品がヒットして山極博士の名が少しでも広まれば、喜ばしい限りです。

がんにかかる人が増えてきた本当の理由は?

山極博士と市川博士の偉大な功績が、一般社会にまで広く知れ渡らなかったのは、ノーベル賞を逸したからだけでなく、当時は世界的に、「がん」という病気自体の注目度が現代のように高くなかったことにも影響していると思われます。日本でも当時の公衆衛生上のより重要なテーマは、コレラやペストなどの伝染病でした。

実際、日本人の死因の推移を見ると、戦前では肺炎や胃腸炎といった感染症が1位でした。とくに1918〜20年にかけて、大流行したインフルエンザ（スペイン風邪）では、世界中で推定2500万人、日本国内でも死者は38万人を上回ったとされています。

その後、結核が1930年から戦後しばらくまで死因の1位でした。しかし、戦後になってBCG接種による予防、ツベルクリン検査、胸部X線検査による早期患者発見、さらに有効な化学療法による治療も確立するなど総合的な対策が揃い、減少していきます（結核患者数は近年再び上昇傾向にありますが、死因としては低下していきます）。

代わって1位になったのは脳血管疾患でしたが、1980年頃から「悪性新生物」、すなわちがんが浮上し、以降は日本人の死因トップを走っています。現在では3人に1人弱、約30％の人ががんで亡くなっています。

日本でがんが増えてきたのは戦後であり、研究レベルの話に戻すと、国を挙げてがんの研究に取り組むようになったのは、昭和30年代に入ってからです。

皆さんも耳にしたことがあると思いますが、戦後にがん患者が増加した要因として、食生活の欧米化、ストレスの増大などとよくいわれています。たしかに大腸がんの増加など、欧米型食事が影響しているのは間違いないでしょう。

ただ、がんを発症する人やがんで亡くなる人が増えた最大の理由は別にあります。それは、これまでに人類が経験したことのない長寿社会です。

戦後の医療制度や技術の飛躍的向上、国民の健康志向の高まりなどが日本を世界有数の長寿国に押し上げました。その一方、がんになる人が増えているのはちょっと信じがたい気がするかもしれません。しかし、長生きするほど、がんにかかるリスクは高くなるのです。

その理由は年をとると免疫力が衰え、細胞ががん化しやすいためです。とくに最近、日本人の死亡率の高い肺がんや前立腺がんは高齢になってかかりやすいがんです。罹患者の年齢の中央値は70歳を超えています。欧米型食事の影響が強いとされる大腸が

がんの年齢調整死亡率の推移
（全部位・性別／1958~2013年）

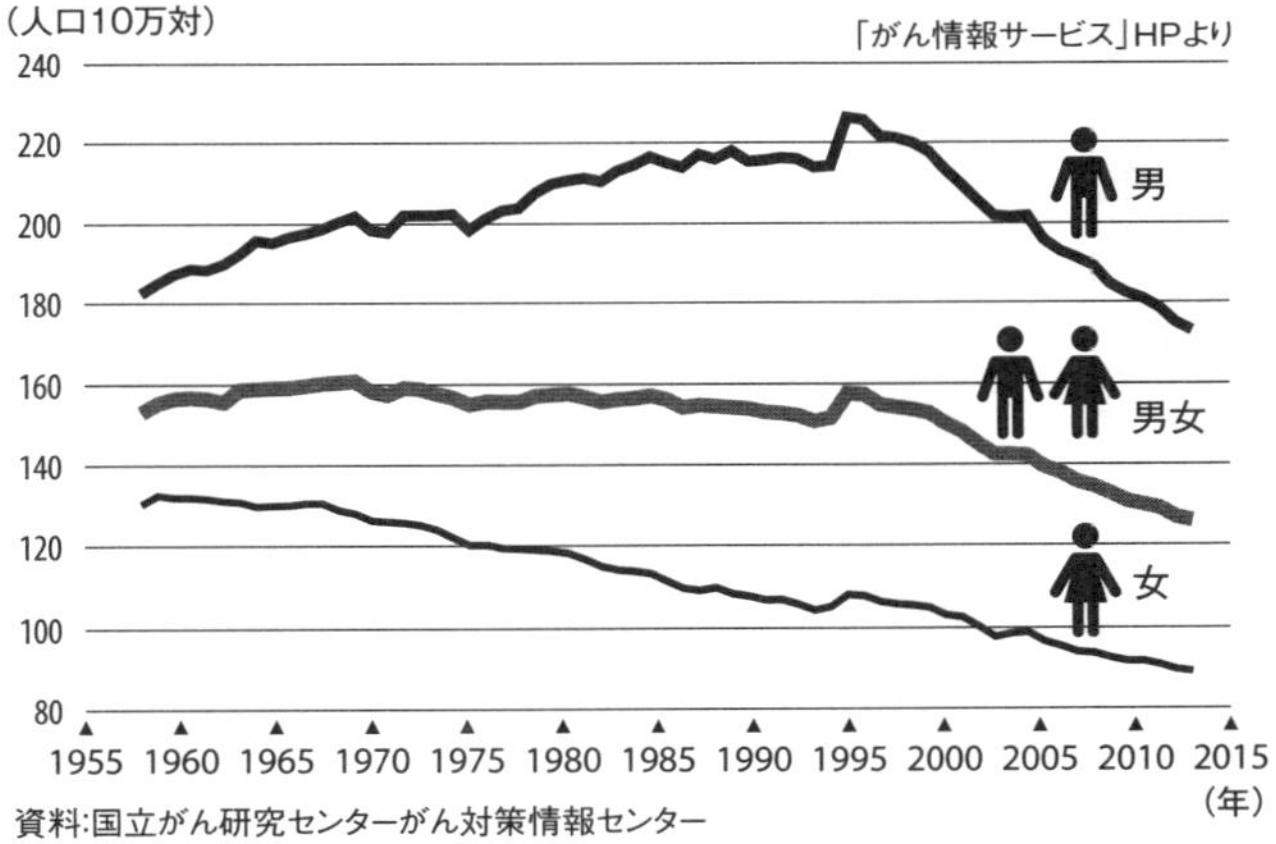

資料:国立がん研究センターがん対策情報センター
http://ganjoho.jp/reg_stat/statistics/stat/annual.html

んも、実は高齢になってかかる人が多いのです。

実際、がんの年齢調整死亡率（高齢化の影響を排除する補正をした死亡率）の推移を見ると、死亡率は１９９０年代半ばをピークに減少していますが、がんになる人は１９８０年以降、増えているのです。高齢者ががんになりやすいことを如実に表しているデータです。

ときどき喫煙者の患者さんから「近年はタバコを吸う人が減っているのに、がんになる人が増えているということは、タバコとがんは関係がないのでは？」と質問されることがあります。

たしかにデータからそういう捉え方もできるかもしれません。しかし、喫煙ががんの発生要因であることは科学的に証明されています。ただ、タバコを吸わない人、あるいは禁煙した人のがん罹患率への影響よりも、長寿によってがんになる人の率がずっと高いため、がん患者は増えているわけです。決して「タバコとがんは無関係」を証明しているわけではありません。

海外でも医療技術が発達している先進国ほど長寿であり、かつがん発生率が高くなっています。

また同時に他の死因となるような病気は、医療技術の向上で死亡率が低下する傾向にある中で、30年以上がんが死因の1位であるということは、それだけ、がんが厄介な病気だともいえるわけです。

DNAに傷がつくことで、がん細胞は誕生する

それでは人はなぜ、がんになるのでしょうか。

ヒトの身体は約60兆の細胞（最近では約37兆個という説も有力）からできているといわれています。その細胞一つひとつには寿命があり、日々、1割程度が死んで、新たな細胞が誕生しています。

新たな細胞は細胞内の核が2つに分裂（細胞分裂）することで生まれ、その際、核の中にあって遺伝子情報を暗号化して記憶しているDNAも2分割され、通常はまったく同じものが生まれます。

しかし、ときには分裂の過程でDNAに傷が付き、いわばコピーミスを起こし、正常細胞と異なる細胞がつくられてしまうのです（突然変異）。

わかりやすく話しますと、DNAは塩基配列といって、G、A、T、Cの4種類の塩基の組み合わせでできています。そしてそのうちの3文字を組み合わせて、暗号化しています。コピーミスというのは、たとえば本来、「CAT」としなければいけない組み合わせを「TTA」などとしてしまうことです。

コピーミスが起きると暗号として解読できないので、その結果、異常たんぱく質を作ってしまったり、あるいはたんぱく質が作成されなかったりするわけです。それが異質な細胞、がん細胞になるのです。

かつてはＤＮＡの傷は、この突然変異によって生じるものとされてきましたが、近年の研究で注目されているのが「エピジェネティックな変異」と呼ばれるものです。これは塩基配列自体のコピーミスはないのですが、ある文字に余計なものがついてしまう現象です。とくにＣの文字にメチル基がついたものを「ＤＮＡメチル化」といいます。

メチル基（炭素１・水素３）は非常に小さいもので、遺伝子情報そのものには影響を与えません。ただ、ＤＮＡメチル化の変化はヒトのがんの多くで発現していることから、がん発生のプロセスに関与しているケースもあることがわかってきたのです。

がんは1日にしてならず…多段階発がん説

しかし、突然変異で生まれたがん細胞は、ただちにがんに直結するわけではありません。

がんになるまでには、次の３つのプロセスがあります。

①イニシエーション……遺伝子が傷つき変異する段階
②プロモーション……がんの芽となる細胞の増殖が促進される段階
③プログレッション……悪性のがんとなる段階

これを「多段階発がん説」といいます。
①のイニシエーションについては後に詳しく紹介しますが、主にタバコをはじめとする発がん物質によって起こり、②のプロモーションは発がん物質のほか、食塩や脂肪、ホルモンなどが働いて進行すると考えられています。そして③のプログレッションは、複合的に遺伝子変異が起こることで、進行すると考えられています。
プログレッションになると、がん細胞が無限に増殖し岩のような固いかたまり（しこり）となります（腫瘍形成）。さらにこのかたまりが勢力を拡大すると、遠くの組織や臓器に広がっていってしまう（転移・浸潤）わけです。

多段階発がん説

がんが発生・進展するには、1つの遺伝子異常のみでは不十分であり、
多段階における複数のコピーミスの蓄積が必要である。

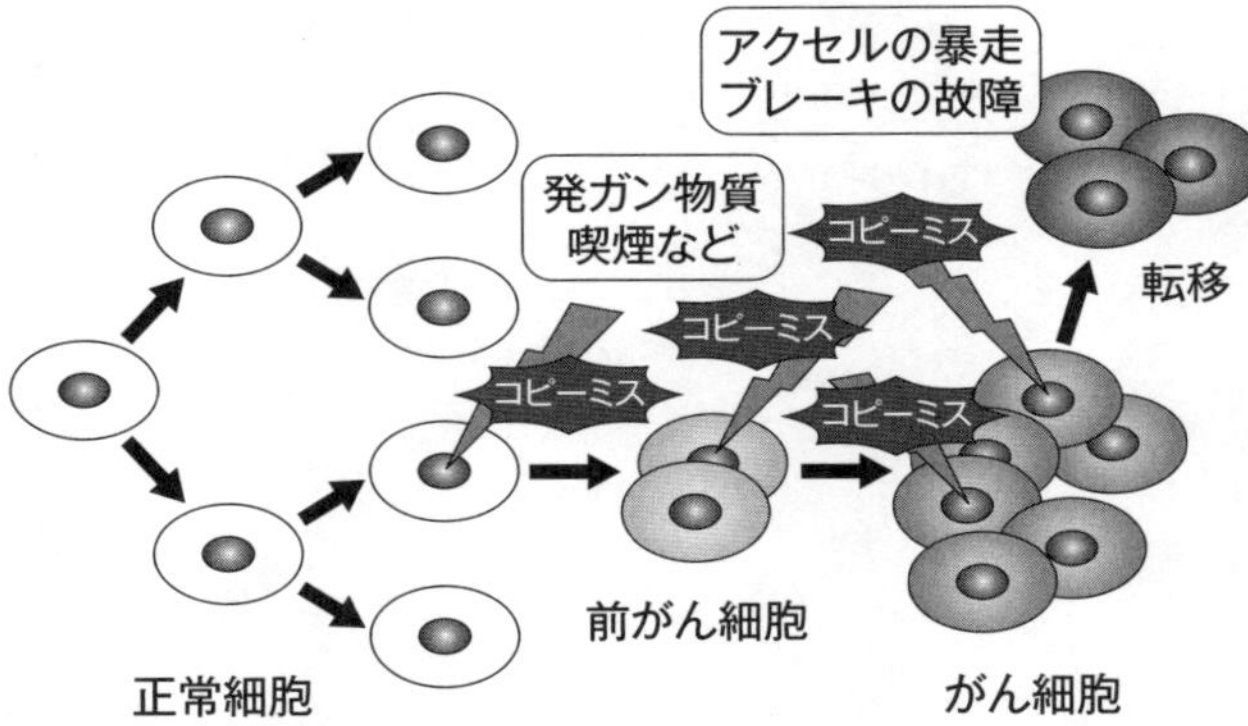

この多段階発がん説の代表的な例が、胃や腸にできるポリープです。

ポリープの状態では症状が現れません。いわゆる良性腫瘍といわれるものです。近年の研究ではこのポリープのプログレッションの過程がわかってきました。

ポリープの細胞内で細胞のがん化にブレーキをかける役割を果たしているがん抑制遺伝子の一つであるＡＰＣ遺伝子が変異してがん化します。さらにＰ53遺伝子、ＢＣＣ遺伝子に異常が起こると進行がんとなり、浸潤、転移するようになります。このように、ポリープはがんの予備軍であることがわかります。

①の段階から③に至るまでには数年から30年以上かけて進行していきます。健康な人でも、20歳を過ぎた頃からがんの元となる細胞が少なからず生じるといわれます。

こうしたがんの卵はその後、生じては消え、消えてはまた生まれ……というサイクルを常に繰り返しています。そして最終的に生き残ってしまったものががんになるというわけです。検査で発見されるのは、1～10グラム程度のがん組織で、細胞個数でいえば1億～10億個ほどです。

ポリープのほか、肺がんなども長年の喫煙習慣によって、徐々にがん化する多段階発がんと、考えられています。

たった一つでがん化に導くドライバー・オンコジーン

ただ、近年の研究では、たった一つの遺伝子変異によってがんになるケースがあることがわかってきました。それが「ドライバー・オンコジーン」（がん原遺伝子）と呼ばれるものです。いわばポリープがなくても、胃や大腸にがんができる要因になるわけです。

その一つが、ＡＬＫ融合たんぱく（ＥＭＬ４－ＡＬＫ）で、ＥＭＬ４遺伝子とＡＬＫ遺伝子が融合して生まれるがん遺伝子です。このたんぱく質の作用によってがんを増殖させるスイッチが常時「オン」になり、がん細胞を無限に増やしてしまいます。がん遺伝子の中でも強力ながん化能力も持つことから「横綱がん遺伝子」ともいわれています。

ＥＭＬ４－ＡＬＫは非小細胞肺がんの４～５％（50才以下の肺がんの約30％）に生じることがわかっています。

また、肺にできたがん細胞の表面には、上皮成長因子受容体（ＥＧＦＲ）というたんぱく質が多数存在しています。このたんぱく質を構成する遺伝子の一つ、チロシンキナーゼの部位に変異が起こると、ＡＬＫ融合たんぱく同様、スイッチが入った状態になり、がん細胞を増殖させます。

アジア人、とくに日本、中国、韓国など黄色人種である東アジア地域の人たちは、ＥＧＦＲ遺伝子が変異する確率が白人に比べてグンと高いことが明らかになっています。同じアジア人でもインドなど南アジアの人は高くありません。こうしたことも、近年は遺伝子レベルの検査で判明しています。

肺がんに関しては、喫煙者の数が低下し、タバコが原因の肺がんは減少傾向にある中、相対的にはドライバー・オンコジーンによる肺がん罹患者が増えています。

視点を変えれば、このようにたった一つの変異でがんを増殖させるドライバー・オンコジーンをコントロールすることができれば、がん発生を抑えることが可能になると考えられます。そこで、遺伝子変異部位を特異的に阻害する分子標的薬の開発が進められています。現状では、同時に正常細胞が必要とする正常遺伝子の働きも抑えてしまうことがあり、がん細胞だけに効く完全形の新薬はまだ誕生していません。

がんは自然に消えるものだろうか

雑誌や書籍、あるいはインターネット上では「がんが自然に消えた！」といったような体験談や広告などをよく目にします。がん情報の正しい見方、あるいは集め方については、第6章で詳しく触れますが、本当にがんが自然に消えることはあるのでしょうか?

答えからいうと、「YES」です。

といっても、全てのがんについてではありません。あてはまるのは、腎臓がんや小児の神経芽細胞腫、メラノーマ(悪性黒色腫)などです。神経芽細胞腫は子ども、とくに0歳~3歳までにできる固形腫瘍で、交感神経節や副腎など体の背中側から発生するものです。

なぜ、これらのがんが自然退縮(消滅)するのかは、自身が持つ免疫力によるとされています。実際、感染症などで高熱が出たことをきっかけに、がんが消えたという報告もあります。実は、高熱は免疫がフルで働いている状態なのです。

腎臓がんやメラノーマは、本書のテーマであるオプジーボが治療薬として承認されているがんです。詳細は第2章に譲りますが、オプジーボは免疫力を利用する薬なので、免疫によってがんが消えるという事実は、オプジーボの有効性を証明していることにもなります。

その一方、自然退縮しないがんの代表が肺がんです。そのがんに対してオプジーボが効くということは、オプジーボの今後の可能性、現在承認されている以外のがんにも有効性があることを示唆しているものといえるでしょう。

だからといって、患者さんに避けていただきたいのは、自身の免疫力に頼って、がん治療を放棄することです。

一般的に医師がすすめるがん治療の方針はスタンダードの治療です。というのも、がんも含め、各病気にはエビデンス（その治療法がよいとされる科学的根拠）で裏打ちされた「ガイドライン」にしたがって計画を立てています。それは最新医学で最善と判断されたものです。

たしかに、患者さんの中には自然退縮する人もいるかもしれません。しかし、それは一部の人であり、だれにでも起こることではありません。確率の問題からいっても、医師の指示に従うのがベストな選択といえるでしょう。

治療を拒否することは、いわば、ギャンブルです。しかも大穴狙いの一獲千金のギャンブルなのです。

どうしても手術や投薬は避けたい、という方はまずは主治医に相談することが大切です。ご自身の判断で、治療をやめることだけは避けていただきたいものです。

がん発生を抑える二重のチェック体制

さて、がんのメカニズムに話を戻すと、コピーミスから生じる、がんになる可能性がある細胞は、計算方式などによって異なりますが、数個から数千個といわれています。つまり、がん細胞は毎日、皆さんの身体の中で生まれているのです。

もっとも、突然変異が起きても、前述したように、ただちにがん細胞になるわけではありません。私たちの身体にはＤＮＡの傷を修復したり、あるいは細胞にアポトーシス（プログラムされた細胞死）を誘導する働きをする力を持つがん抑制遺伝子が備わっており、がんの発生を未然に防いでいるのです。

これまでの研究で、10種類以上のがん抑制遺伝子が発見されています。代表的なものは「Ｐ53遺伝子」「ＲＢ遺伝子」「ＭＬＨ１遺伝子」などです。それぞれ細胞死の誘導、細胞増殖の抑制、DNAの修復に重要な働きを持つことがわかってきました。

混同されやすいのですが、厳密にいえば、オプジーボは免疫機構に作用する薬であり、このがん発生抑制遺伝子の働きと免疫は別の次元の作用です。修復やアポトーシスに導くのはたんぱく質レベルの話であり、免疫は細胞レベルの話です。

つまり、がん細胞化を未然に防いでくれるのが、がん抑制遺伝子であり、できてしまったがん細胞を攻撃するのが、免疫というわけです。

いわば、飛行機に搭乗する際に手荷物検査と旅券チェックを受けたり、あるいはインターネット上の本人確認のためにログインパスワードと暗証番号が必要なように、私たちの身体もがんの侵入に対して、二重の防御体制を持っているわけです。

遺伝性のがん罹患者は5〜10%

私たちの体では毎日がん細胞の卵が生まれていますが、がん抑制細胞遺伝子の働きが低下していたり、平均的数値よりも多くの突然変異が起きている人は、がんになるリスクは高くなると考えられています。

前者でいえば、遺伝的な要因もあります。

２０１５年にアメリカの人気女優、アンジェリーナ・ジョリーさん（当時40歳）が、乳がんと卵巣がんを予防するため、両側の乳房と卵巣・卵管を切除する手術を受けて、大きな話題になりました。

なぜ、彼女が手術に踏み切ったかというと、遺伝子検査の結果、「ＢＲＣＡ１遺伝子」に異常が発見されたためです。

このＢＲＣＡ１もがんを抑制する遺伝子の一つです。ＢＲＣＡ１もしくはＢＲＣＡ２の先天性異常は「遺伝性乳がん・卵巣がん症候群（ＨＢＯＣ）」と呼ばれています。すなわち、遺伝的にがん抑制遺伝子に異常があり、彼女の場合、実際に祖母、母、叔母という身近な女性が若くして乳がん、卵巣がんを発症し亡くなっているそうです。

海外のデータですが、ＨＢＯＣの人が一生涯に乳がんを発症する確率は41〜90％、卵巣がんは８〜62％といわれています。一般女性の場合はそれぞれ８％、１・１％ですから、ＨＢＯＣの人の乳がんリスクは５〜11倍、卵巣がんでは８〜60倍にもなります。

こうした遺伝的な要素でがんにかかりやすくなる人は、がん罹患者全体の5〜10％といわれています。また一度乳がんになった人が、反対側の乳房や卵巣にがんを発症する確率も、ＨＢＯＣの人は高いことがわかっています。

また親から子にこの遺伝子変異が受け継がれる確率は、性別に関わらず50％。男性がこの変異を受け継ぐと、約10％の確率で前立腺がんか男性乳がんになるという調査結果も報告されています。

アンジェリーナ・ジョリーさんのように、卵巣・卵管を切除すれば、卵巣がんを80〜90％予防でき、乳がんのリスクも50％減らせる、といわれています。アメリカのガイドラインでは、

「卵巣・卵管切除による卵巣がんリスク低減手術は、理想的には35〜40歳の間で出産が完了した時点、あるいは、家族で最も早く卵巣がんを発症した人の年齢での実施を考慮する」

とされています。

日本でもがん研有明病院、聖路加《せいろか》国際病院などで、同様の手術を受けられます。ただ日本の場合、予防治療には保険が使えず自由診療となり、約100万円かかります。また月経がある女性が卵巣・卵管を切除すると更年期障害に似た症状や、若干ですが、腹膜がんになるリスクは残るといったデメリットもあります。

職業や環境によってがんのリスクは高まる

ところで、最初にがん発症との因果関係が明らかになったのは、87ページで紹介した「煙突掃除夫に陰嚢がんになる人が多い」というもので、1775年に報告されています。

さらに100年後の1874年にはコールタールを扱う労働者が皮膚がんになりやすいこともわかってきました。山極博士はこの知見を得て、世界初の人工がん発生実験にチャレンジ、成功したわけです。

このように職種によってリスクが高まるがんを「職業がん」といいます。原因物質に直接接触する皮膚、吸い込んだ場合は鼻腔、喉頭、肺、胸膜、尿路など、吸入の経路にがんが発生しやすいのが特徴です。

近年、問題視されているアスベストは中皮腫《ちゅうひしゅ》の原因となります。中皮とは心臓や肺などの臓器を包む薄い膜にある中皮細胞のことで、発生する場所によって胸膜中皮腫、腹膜中皮腫などがあります。胸膜中皮腫のほぼ100％がアスベストの吸引によるものです。

ちなみに中皮腫には20～40年の潜伏期間があり、対応が最も早かったアメリカでは2010年頃ピークを迎え、それに続いたヨーロッパでは2020年頃、そしてさらに遅れた日本では2030年頃に中皮腫発生のピークを迎えることが予想されます。

その他、ベンゼンやベンジジン、カドミウム及び化合物、ヒ素及び化合物、木材のくず、塩化ビニルなどの20数種類が、それらに直接触れたり吸い込んだりすることによる発がん物質として確認されています。

またこれらの発がん物質に触れたり吸い込んだりする職業人だけでなく、その家族、あるいはアスベスト工場の周辺住民にも中皮腫が多いことが明らかになるなど、発がん物質を取り扱う工場の周辺にも影響を与えています。

さらにいえば、現代では工場排気や自動車排ガスなどに含まれるベンゼンやクロムなども肺がんのリスクを高めています。また近年、フロンガスによるオゾン層の破壊の影響で、地上に届く有害な紫外線が増加傾向にあり、皮膚がんのリスク上昇が問題視されています。

ただでさえ、高齢化によってがんになる人が増えている中、さらにこのようなリスクにさらされている現代人の生活環境も、がん患者の増加を後押ししているといえるでしょう。

こうした環境要因がＤＮＡに傷をつけ、細胞の修復能力を低下させ、がんが発生しやすい状態をつくっているわけです。

男性のがんの原因の3割がタバコ

一方、自らがんになるリスクを高めている行為もあります。その代表が喫煙です。

タバコが身体にさまざまな悪影響を与えるのは周知の事実です。とくにタバコとがんは大きく関わっています。タバコのパッケージにも、

「喫煙は、あなたにとって肺がんの原因の一つとなります」

と明記されているほどです。

実際、タバコの煙には、約4000種類の化学物質が含まれており、そのうちニトロソ化合物、多環芳香族炭化水素、アセトアルデヒド、砒素など、約60種類の発がん性化学物質が確認されています。

パッケージには「肺がん」と記されていますが、肺以外にも煙の経路となる喉や気管支など呼吸器系の全般、さらに発がん物質が血流に乗って運ばれるため、あらゆる臓器に影響があるといわれています。

国立研究開発法人国立がん研究センターの「科学的根拠に基づく発がん性・がん予防効果の評価とがん予防ガイドライン提言に関する研究・エビデンスの評価」では、喫煙と全部位および主要5部位（胃、大腸、肺、肝臓、乳房）のがんとの関連に関して、喫煙は全部位および胃と肺のがんは「確実」、肝臓がんは「ほぼ確実」にリスク

タバコ煙中の発がん物質

粒子物質	気体物質
ベンゾ(a)ピレン	ジメチルニトロソアミン
ベンツ(a)アントラセン	ジエチルニトロソアミン
N'-ニトロソノルニコチン	ニトロソピロリジン
2-ナフチルアミン	ヒドラジン
4-アミノビフェニル	ベンゼン
4-(メチルニトロソアミン)-1(3ピリディル)-1-ブタノン:NNK	
カドミウム	
ニッケル	
ポロニウム210	

加濃正人:タバコ煙の構成.2005. より

を上げると判定されています。

そして喫煙者が何らかのがんになったり、がんで死亡したりするリスクは、非喫煙者の1・5倍(男性で1・6倍、女性で1・3倍)と推定されています。男性のがん死亡の約3割はタバコが原因ともいわれています。

さらにタバコは喫煙者本人だけでなく、周囲で副流煙を吸い込む、受動喫煙もがんの危険因子です。2016年6月、国立研究開発法人国立がん研究センターは、前出のエビデンスの評価で、

「受動喫煙による日本人の肺がんリスクは約1・3倍――肺がんリスク評価『ほぼ確

実』から『確実』へ」という最新データを元にした評価変更を発表しました。これに対して日本たばこ産業が異議を唱え、物議を醸しました。しかし、受動喫煙が肺がんにかかるリスクを高めていることは間違いないでしょう。

食や肥満もがんの重要なファクター

タバコと同様、がんになる原因が「30％」といわれている環境因子があります。それは「食」と「肥満」です。もっとも、この数字は欧米での複数の調査結果で、それがそのまま日本人に当てはまるとはいえません。食生活自体、地域や民族によって異なりますし、人種的特徴もあるからです。

ただ、たとえば胃がんの場合、塩漬けの魚や漬け物など高塩分食品の摂取が多い秋田や山形、新潟各県に罹患者が多いことから、塩分摂取量が発生リスクに関与していることが認められます。塩分濃度が高いと胃粘膜に炎症などを起こしやすく、それが発がんにつながると考えられているのです。

また大腸がんは保存・加工肉の摂取量の多い人にリスクが高いことが認められています。逆に野菜の摂取、定期的な運動が大腸がん発生を抑制することもわかっています。

世界保健機関（WHO）と食糧農業機関（FAO）は、『食物、栄養と慢性疾患の予防』という小冊子の中で、「飲酒」が口腔、咽頭、喉頭、食道、肝臓、乳房の各がんのリスクが高くなると明記しています。

飲酒はアルコールの代謝産物であるアセトアルデヒドに発がん作用があり、アルコール中毒による免疫の抑制、薬物代謝酵素への影響などのリスクを高めていると推測されています。前出の国立がん研究センターによるエビデンスの評価でも「全部位および肝臓のがんは『確実』、大腸がんは『おそらく関連が確実』」となっています。

さらに日本人を対象とした疫学研究では、喫煙者は飲酒量が増すほどがん全体のリスクが高くなるという相互作用が観察されています。お酒を飲みながらタバコも吸うというのは避けたいものです。

逆に野菜や果物を積極的にとることで食道、胃、大腸など、消化管のがんのリスク

がんに関与する環境要因（日本）

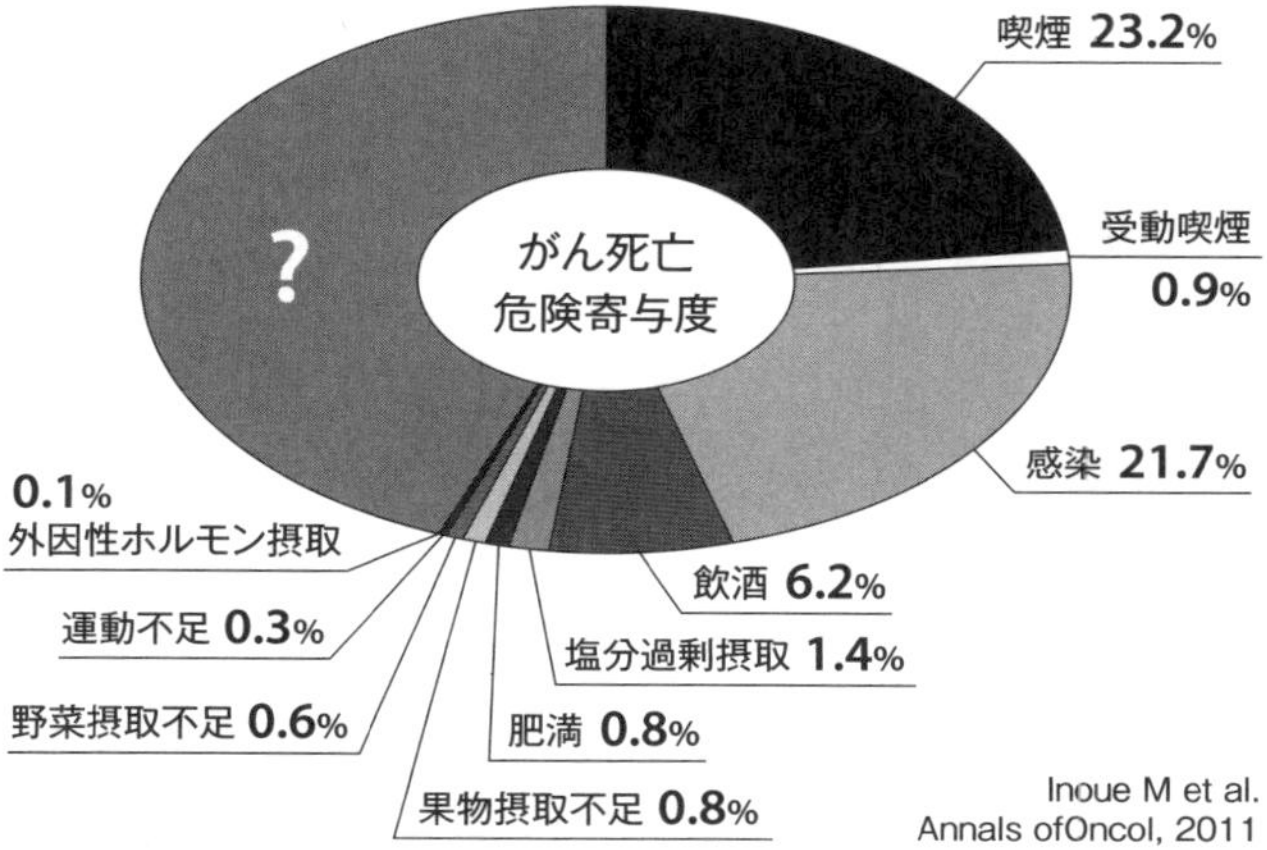

Inoue M et al.
Annals ofOncol, 2011

が抑えられることも確実視されています。

一方、肥満について、前出の『食物、栄養と慢性疾患の予防』では、

「過体重と肥満で食道（腺がん）、結腸、直腸、乳房（閉経後）、子宮体部、腎臓の各がんのリスクが高くなる」

としています。肥満によって、脂肪組織から放出される女性ホルモンのエストロゲン（子宮体がん、閉経後乳がん）や、インスリンの働きが弱まることで起きる高インスリン血症（減少したインスリンを補うために、インスリンが大量に放出されること）、さらに遊離型インスリン様増殖因子の持続的増加による結腸がん、胃酸の「胃－食道逆流」による食道腺がんなど、さまざまなメカニズムによるリスク上昇が疑われています。

もっとも、食や肥満と発がんの因果関係はまだまだ不明な部分も多く、今後のさらなる研究が期待されるところです。

ただ、暴飲暴食を避け、規則正しくバランスのよい食生活を送ることが肥満防止につながり、健康な身体をつくることは間違いないでしょう。

5章

がんはなぜ「やっかいな病気」なのか

がんは未だ人類にとって恐るべき難敵

がんが日本人の死因トップになったのは１９８１年です。以来30年以上にわたって、その座を守っています。もちろん、トップの座を守るといっても、がん撲滅に携わってきた研究者や医療従事者にとってはなんとも不名誉な記録です。

かつて猛威をふるった感染症は、ペニシリンの発見（１９２８年）によって一変、現在では抗生物質や抗ウイルス剤が目覚ましい効果を上げています。

もちろん、がんについても、たとえば、それまで罹患者のほとんどが死に至っていた慢性骨髄性白血病は、今世紀に入ってグリベック（一般名イマチニブ）という特効薬が開発され、多くの患者さんを救えるようになりました。

また日本におけるがんの5年生存率は、全てのがんの合計で１９９７年の61・７％から徐々に改善、２００５年には68・０％に達しています。年率にすれば毎年約０・７％ずつ治療成績が上がっていることになります。化学療法、放射線療法や早期発見技術の進歩が貢献していると考えられます。

がんの５年生存率の年次変化

単位（%）

調査年	1997	1998	1999	2000	2001	2002	2003	2004	2005
胃	70.6	72.1	71.0	73.1	70.5	69.1	72.7	72.5	70.3
大腸	67.1	75.1	72.0	77.1	74.4	70.1	74.4	74.7	75.6
肝臓	28.1	29.7	33.2	36.1	35.6	30.8	33.2	33.9	31.5
肺	35.3	35.5	37.9	41.4	38.5	38.2	41.5	40.9	41.4
乳房	85.2	86.7	87.3	89.9	91.1	90.1	91.1	92.3	92.7
子宮	79.1	77.2	78.5	74.7	79.0	80.1	81.0	79.3	78.2
前立腺	70.6	88.2	82.3	93.5	93.4	91.9	99.8	100.0	99.7
全部位	61.7	63.4	62.4	65.9	65.4	64.2	66.2	67.1	68.0

国立がん研究センター調べ

超高齢社会が進行し、必然的にがんにかかる人が増えている中、大いに健闘しているといえるのではないでしょうか。

しかし、まだまだ人類はがんに打ち勝ったとは言い切れません。がんは今も人類にとって、恐るべき敵なのです。

４章では、主にがんの発生メカニズムをみてきましたが、この章では、なぜがんが厄介で、人類の英知を集めても根治できない病気なのか、最新の知見をもとに紹介していきたいと思います。

がん細胞が備える5つの生物学的特性

がんとはどんな病気か、一言でいえば「遺伝子異常の蓄積がもたらす病気」です。4章で記したように、細胞が分裂する際、DNAに傷がつくことでコピーミスを犯し、突然変異で想定外の細胞が誕生、がん細胞となります。

しかし、身体には、招かれざる侵入者であるがん細胞に対して、たんぱく質レベルのがん抑制遺伝子の働きや免疫機構を駆使し、修復したり、排除しようとする働きがあります。生まれたばかりのがん細胞は、まだまだか弱い存在なので、そのほとんどは生き残ることなく死滅するか、成長できない状態になります。

こうした厳しい状況の中で、二重の防御の網をかいくぐり、生き残った細胞ががんなのです。

がんとは、「悪性新生物」とも呼ばれるように、四面楚歌《しめんそか》の状態から、あたかも意思を持つかの如く、ずる賢く戦略的に振る舞って生き残り、さらに自己の勢力を拡大しようとする新生物なのです。このような環境で生き残ってきたからこそ、がんは厄介なのです。

当然、正常な細胞とは性質が異なります。正常細胞の場合、たんぱく質の一種である細胞増殖因子の命令によって分裂し、逆に細胞分裂抑制因子によって、分裂を止めます。

たとえば、正常細胞には寿命がありますが、老化を迎えると、死滅する前に自らと同じ情報を持った新しい細胞を残すために分裂します。あるいは炎症が起きた際、修復のために分裂します。

また各組織や器官は一定の細胞数を保持する必要があるので、細胞数が増えすぎないよう、抑制因子の働きで分裂を止めます。どちらも必要性があっての行動で、分裂の回数自体にも限りがあります。

つまり、正常細胞は身体全体と連携し、秩序を持って働いているわけですが、がん細胞はその真逆です。無秩序で、細胞自身の判断で行動しているのです。

まずはわかりやすく、がん細胞の生物学的特性を説明してみたいと思います。それは次の5つに要約されます。

①自分でどんどん増える（アクセルをふかす）
②増えるのを止めない（ブレーキを壊す）
③浸潤と転移がある（周りに迷惑な暴走行為をする）
④血管を呼び込む（活動資金である栄養と酸素を調達する）
⑤免疫から逃げる（警察から逃避する）

①、②からわかるように、がん細胞は、アクセルもブレーキもない車と一緒です。そして無秩序に体内を荒らし回る存在なのです。

以降で、それぞれの特性を詳しくみていきたいと思います。

がん細胞の特性①　自分でどんどん増える（アクセルをふかす）

包丁で指先を切ってしまったら、傷口の皮膚細胞が増殖して傷口をふさいでくれます。そして、傷口がふさがれば、増殖はストップします。正常な細胞は、このように身体からの命令に従って増殖します。

人間は60兆個ともいわれる細胞からできているわけですが、元をただせば一つの受精卵が分裂を繰り返すところから始まり、全体の調和を保ちながらヒトとして形づくられていくわけです。

細胞の増殖や死滅をコントロールしているのが、それぞれの細胞の中にある遺伝子であり、細胞増殖因子とよばれるたんぱく質です。その増殖プログラムによって、細胞は増えすぎたり減り過ぎたりもせず、絶妙なバランスを保っているのです。

傷の修復を例にすると、傷を察知すると、細胞増殖因子が分泌され、細胞膜にある受容体（レセプター）と結合します。レセプターは細胞の内側で酵素につながっており、細胞増殖因子を受け取ると、向かい合っているもう一本のレセプターにある酵素を呼び寄せ、レセプター同士を合体（カップリング）させます。それぞれの酵素は、お互いのたんぱく質に働きかけ、触媒反応でそれをリン酸化（チロシンリン酸化）します。

すると細胞内にあるさまざまなたんぱく質が、それを目印に集まり、細胞増殖因子によるシグナルが次々とリレーされます。そして細胞の運命を決定する役割を持つRASというたんぱく質が活性化すると、増殖プログラムを呼び覚ます情報が細胞膜から細胞内へと伝えられます。最終的には核の中にまで伝えられて、さまざまな遺伝子を発現させ、細胞が増殖するわけです。

細胞増殖因子が発動しないと細胞は増殖しません。また切り傷のように予期せぬ形で修復を急ぐ時は、通常の合成では間に合わないため、あらかじめ体内に緊急用の細胞増殖因子が貯蔵されています。このように細胞の増殖はシステマチックであり、用意周到であることがよくわかります。

しかし、がん細胞はこうした組織的な連係プレーを無視して常に分裂を繰り返し、増殖しています。

その仕組みにはいくつかの説があります。大量に細胞増殖因子を生産分泌して、増殖シグナルを送り続ける（オークリン仮説）、あるいは増殖因子がきていないのに増殖シグナルを送るなどの方法（オルターナティブ仮説）などです。また、受容体を過剰に発現させるなど、あの手この手で増殖しているのです。

さらに正常細胞は増殖の際に「足場」を必要としますが、がん細胞は必要としません。足場とは、細胞間に存在する細胞外マトリックス（細胞外基質）などの部分で、細胞間の接着剤的な役割を果たしています。コラーゲンやプロテオグリカンなど糖たんぱく質などが主な成分です。

足場と称されるように、正常細胞はまさにこの足場を足がかりとして細胞増殖を行っています。この足場がなければ、自然死（アポトーシス）してしまいます。

しかし、がん細胞は足場を必要とせず、周囲の環境に関係なく、単独で増殖ができるわけです。この増殖は「足場非依存性増殖」と呼ばれ、がんの浸潤や転移にも関係するとみられています。

まさにイケイケドンドン、暴走族のように秩序を無視して傍若無人な振る舞いをしているのががん細胞なのです。

がん細胞の特性②　増えるのを止めない（ブレーキを壊す）

いささか余談になりますが、シワが消え、老化も止まるとされるクリームが2015年に発売され、一部で大きな話題になりました。テロメラーゼ酵素「TAM-818」を配合したもので、価格はたしか20万円近くしたと思います。テロメラーゼ酵素とは染色体の末端粒子、テロメアに関与する酵素です。

人体の通常の細胞は細胞分裂を繰り返しますが、その回数には限度があります。それをコントロールしているのがテロメアで、回を重ねるごとにテロメアの長さは短くなり、一定以上短くなると分裂できなくなり、細胞の老化が始まります。よってテロメアは「細胞分裂の回数券」などとも呼ばれています。また、長短には個人差があり、それゆえ人の寿命に関与しているともいわれています。

ただし、テロメアが短くならない細胞もあります。幹細胞、生殖細胞、そしてがん細胞です。

それに関与しているのがテロメラーゼ酵素の働きなのです。そこでテロメラーゼ酵素を配合すれば、老化が防げるのではないか、という期待が持たれているわけです。

クリームを開発したのはアメリカのビル・アンドリュース博士で、テロメア研究の第一人者です。このクリームがどのくらいの効果があったのかは、私は存じませんが。

それはさておき、がん細胞が増殖にストップがかからず、無限に増え続けるのは、このテロメラーゼ酵素の作用でテロメアが短くならないからです。

また、通常の細胞分裂には回数の制限があること以外に、もう一つ明確なルールがあります。それは細胞同士がくっついたら増殖をストップする、ということです。

これは「接触障害」と呼ばれますが、がん細胞ではこの仕組みも失われることが知られています。細胞濃度が増大しても接触障害が誘導されず、増殖を続け、積み上がるように分裂を続けます。こうして腫瘍のかたまりをつくるとともに、周囲に進展、さらに浸潤していくのです。

細胞密度の変化に応じて細胞の増殖を制限し、器官や組織の成長を制御しているのは、Ｈｉｐｐｏ情報伝達経路など3つの細胞内情報伝達経路ですが、近年の研究では細胞密度の調整には　チロシンホスファターゼ「ＳＨＰ2」という酵素が関与していることがわかりました。ＳＨＰ２が異常活性化することで、がん細胞の暴走が起こるのです。

この研究成果により、がんやヌーナン症候群、レオパード症候群などの先天性発育障害に対する治療への道が拓かれることが期待されています。

がん細胞の特性③　浸潤と転移（周りに迷惑な暴走行為）

がんが恐ろしい病気であるといわれるのは、「浸潤」と「転移」を繰り返すからです。浸潤とはがんができた場所（原発巣）から周囲の組織や臓器へと広がっていく現象で、さらにそこから血管やリンパ管を通じて、他の臓器に行って腫瘍を形成するのが転移です。

がんは浸潤、転移さえしなければ、現代では怖い病気ではありません。多くのがんは上皮（粘膜層）に発生しますが、そこに留まった段階では、上皮内新生物といい、ステージでいえば「０期」、がんになった部分を外科手術で取り除いてしまえば、転移・

再発の可能性もほとんどなくなります。

よく良性腫瘍、悪性腫瘍という言い方をしますが、良性腫瘍は浸潤・転移しない腫瘍をさします。また悪性腫瘍でも上皮から他の組織に浸潤しないがんもあります（非浸潤がん）。乳がんなどによくみられるがんです。

がん細胞は、ブレーキを壊し、アクセルを踏み続け、増殖を繰り返します。増殖した結果、次にとる行動が浸潤です。

がん細胞の周囲にある細胞外マトリックスは、本来はがん細胞の移動を妨げる存在なのですが、プロテアーゼやグリコシダーゼといった酵素を使用して境界を分解し、隙間が生じると、そこを通って移動します。それを繰り返すことによって、浸潤を達成します。

浸潤を果たすと、さらなる領土拡大を目指し、転移します。転移は原発巣近くに転移する局所転移、局所リンパ節に転移する領域転移、そして原発巣よりも離れた遠隔部位まで飛んでいく遠隔転移があります。

またその方法はリンパの流れに沿って移動し転移するリンパ行性転移、血流を利用する血行性転移が主なルートです。そのほか、原発巣からがん細胞がはがれ落ち、近接する体内の空間（胸腔や腹腔）に散らばるように広がる播種《はしゅ》があります。

リンパ行性転移では、リンパの流れが集まる場所であるリンパ節、血行性転移では、肺や肝臓、脳、骨など血液の流れが豊富な場所に転移することが多いのです。

また、どの原発巣からどこへ転移するかもパターンがあります。転移する臓器に対する親和性に違いがあるからです。

たとえば、次のような転移パターンです。

肺がん・胃がん・大腸がん→肝臓
乳がん・腎臓がん・甲状腺がん→肺
肺がん・乳がん・前立腺がん→骨

中でも肺がんは、どこへでも転移しやすい性質があります。

このように、転移がある程度パターン化されていることを「転移の臓器特異性」といいます。なぜそうなるかというと、一つにはがん細胞を運ぶ血流やリンパ流などの血管やリンパ管の解剖学的特徴に沿った動きがあります。

肝臓への転移が多いのは、肝臓には毛細血管が網目のように張り巡らされているため、がん細胞が侵入しやすいからです。

その代表例が大腸から肝臓への転移です。大腸から流れ出る血流は、まず肝臓へと流れるからです。しかし、同じ消化器官である胃からの肝転移は大腸からよりも率が低く、しばしば腹膜への転移がみられます。逆に大腸から腹膜への転移はレアなケースです。

こうしてみると、単に機械的な流れで転移先が決まるのではなく、行った先が増殖しやすい環境にあるかないか、という要素もからんでいることがうかがえます。つまり、植物の種をいろいろな場所に撒くと、その種の発育環境に適した場所では多く育ち、逆に適してないと育たない、という関係に似ています。

このような考え方を「シード（種）＆ソイル（土壌）」説といいます。前立腺がんや乳がんが骨に転移するのもこうしたメカニズムによるといわれています。

一方、肝臓には転移しやすい大腸がんですが、従来は脳に転移することはほとんどありませんでした。しかし最近では、高齢者の間で脳への転移が散見されます。それは大腸がん患者の生存期間が長くなったため、脳転移を起こす時期まで治療を受けるようになったためであるのかもしれません。あるいは、高齢者の脳が転移しやすい環境になっていることが考えられます。

ということは脳の環境を調べれば、大腸がんが苦手な環境、住みやすい環境が見えてくるかもしれません。がんの研究上、これはとても重要な意味を持つでしょう。

その意味でも近年、注目されているのが腫瘍微小環境です。単独でも分裂できるがん細胞ですが、その周りには正常な細胞と同じく間質《かんしつ》（細胞と細胞の間に存在する物質）があります。ここには線維芽細胞はじめ、血管やリンパ管、そして、これらの細胞の間に存在する結合組織が存在して特徴的な構造を作っています。

腫瘍微小環境は、がんが増殖するうえで重要な役割を果たしていると考えられます。最近ではこの環境を解明し、新しいがんの診断や治療に応用しようというのが世界的なトレンドとなっています。

ところで、実はがん細胞にとっても、転移は並大抵のことではありません。移動経路である血管やリンパ管、あるいは移動先には免疫細胞による監視機構が作動しているからです。

彼らの監視から逃れるのは至難の業で、ほとんどのがん細胞は発見され、死滅してしまいます。生き残るのは数百万個に1個程度ともいわれているのです。転移研究の基礎を築いたフィドラー博士（米）は、転移したがん細胞を「五輪の10種目競技のチャンピオン」と表現しています。

もっとも、これまでみてきたように、がん細胞は非常に戦略家であり、ずる賢い生き物です。仲間を犠牲にしてでも、新たな居場所をつくります。その戦略はまずは「フィーダー（捨石）」といわれる先遣隊を送り、転移先の本隊が移動した際に住みやすい環境に変えておくのです。

フィーダーは移転先で死滅する際に炎症を起こしたり、免疫細胞である制御性T細胞の機能をマヒさせたりします。その後、本隊であるがん細胞が悠々と乗り込んでくるわけです。

がん細胞の特性④　血管を呼び込む（活動資金を調達する）

どん欲に細胞増殖を続けるがん細胞は、正常の細胞の3～8倍の栄養をとりこんでいるといわれます。それでは、かれらはどうやってその栄養を補給しているのでしょうか。

その方法は「血管新生」と呼ばれるもので、人間の身体にもともと備わっている生理的機能です。ケガの傷が治るとき（創傷治癒）や、女性では子宮内膜で性周期に応じて新しい血管がつくられますが、それ以外では通常は起こりません。血管ができないようにする制御機構が働いていることを意味しています。

しかし、がん細胞は制御機構を壊し、勝手に血管から栄養を抜き取っているのです。がん細胞にはもともと血管は備わっていませんが、血管がないと酸素や栄養が足りないので、がんは一定のサイズ（2ミリ以上）になると、血管新生を行うのです。

血管新生には血管内皮増殖因子であるたんぱく質ＶＥＧＦを利用します。ＶＥＧＦは血管を作っている血管内皮細胞に選択的に作用する増殖因子で、子宮内膜や創傷治癒における血管新生でも中心的な役割を担っています。酸素が足りないときに生成され、血管の基となる細胞（幹細胞）から血管内皮細胞へ分化させるとともに、血管内皮細胞に働きかけて新しい血管をつくらせるのです。

がん細胞は酸素が足りないことを感知してＶＥＧＦを大量に生成するほか、がん化による遺伝子の変異のために、低酸素とは関係なくＶＥＧＦ遺伝子の発現を高めることも行っています。

ただ、がんがつくる新生血管は、いわば突貫工事でつくられるため欠陥品といってもいい代物で、じゃじゃ漏れ状態です。しかし、実はこのじゃじゃ漏れ状態ががんの命拾いにもつながっているのです。

というのもじゃじゃ漏れゆえ、抗がん剤を投与しても血管から漏れだすため、効果が軽減されてしまうのです。がん細胞がそこまで見抜いて、欠陥品を作っているとは思えませんが、なんとも厄介な話です。

近年では、その性質を利用して、がん細胞を兵糧攻めにしようという血管新生阻害剤が開発されています。アバスチン（一般名ベバシズマブ）という薬で、ＶＥＧＦに結合して血管の新生を抑え、栄養を行き渡らせないようにして、増殖のスピードを低下させる作用があります。さらに、がんそのものの異常血管を修復して正常化する働きもあります。正常化させることでじゃじゃ漏れが修復され、抗がん剤ががんに届きやすくなるので、大きな治療効果を得ることができるのです。

そのため、脳腫瘍を除くアバスチン適応のがんでは抗がん剤と併用して使われています。まさに一石二鳥の薬で、がん細胞が打ち出す戦略の一端を打ち破る薬といえるでしょう。

敵の特性を掴んで、それを利用するという意味では、がん細胞が栄養豊富ならではの検査方法があります。それがＰＥＴ《ペット》検査です。全身のがんを早期発見する検査方法として定着しています。

ＰＥＴ検査では、ブドウ糖に近い成分の検査薬（ＦＤＧ）を体内に注射し、しばらく安静にして全身にＦＤＧを行き渡らせます。すると栄養豊富で活発に活動するがん細胞にＦＤＧが集中するのです。その模様をカメラで撮影します。

そのＰＥＴ画像から、体のどこにＦＤＧが多く集まっているかがわかり、がんが疑われる場所、悪性の度合いなどが推測できます。この検査で、一部のがんを除き1㎝以上のがんは見逃さずに発見できます。

がん細胞の特性⑤　免疫から逃げる（警察から逃避）

免疫については、２章で詳しく紹介しましたが、がん細胞が生き残るためにとる最大の戦略が免疫から逃れるということでしょう。

現在、地球上には、40億年という気の遠くなるような長い歴史の中でさまざまな環境に適応して進化してきた、３０００万種という多様な生物が存在します。がん細胞も体内のさまざまな環境の中で、最大の敵である免疫機構から逃れるために、多様な進化を遂げてきました。

わかりやすい例がウイルスです。

ウイルスは人間が投与する薬剤に対して、次第に耐性を持ちます。それは自身が生き残るための方策です。では、どのように耐性能力を獲得するかというと、自身の遺伝子にコピーミスが起こり、遺伝子変異によってウイルスの変種が誕生することによります。ウイルスの場合、増殖スピードが速いため、コピーミスが起こる頻度も高く、その分多数の変種が生まれます。そしてその中から偶然、耐性を持ったウイルスが生まれるわけです。

耐性を持ったウイルスは薬剤の攻撃をかいくぐって生き延び、増殖を繰り返し増えていきます。耐性ウイルスは1種類とは限らず、種類も増えていきます。

がん細胞も同様に、次第に耐性を持ちます。たとえば、肺がんの抗がん剤投与で、最初はほとんどのがん細胞が死滅しますが、次第に耐性を持って生き残るがん細胞が現れます。そして次第に薬が効かなくなるのです。

まさに免疫とがん細胞の〝いたちごっこ〟です。

がん細胞は分裂を繰り返すうち、さまざまなタイプが現れます。中にはどんな免疫機構からも逃れる、いわばスーパーがん細胞がすでに存在するかもしれませんし、今後、現れる可能性もあります。

ノンフィクション作家の立花隆さんは、自らがんにかかり、がんについて精力的に取材をし、本やテレビ番組にもなりました。その中で氏は、「がんは生物界の安全装置」といった趣旨の発言をしています。

つまり、このまま人間の寿命が延び続けると、地球上の生態系バランスが崩れてしまう。がんは、人間の長寿をストップさせるために、現れたのだと――。

たしかに4章で述べたように、長寿社会ががん患者を増やしたわけですが、がんに関しては、紀元前3000年のエジプトでパピルス紙に記された記録で、がんの症状に一致する記述がありますし、青銅器時代（紀元前1900〜1600年）の女性の頭蓋骨に頭頸部がんに似ている腫瘍痕があったことも知られています。このように、がんは現代になって現れた病気ではありません。

立花氏の見解もなかなか興味深いですが、医学の世界では、多くの先達たちが達観する暇もなく、がんという底知れぬ強敵を倒すべく、長期にわたる戦いを続けてきました。

そして今、オプジーボのような免疫療法に、大きな可能性を見出そうとしているのです。

6章

間違いだらけのがん情報の見方・集め方

氾濫する情報の中から正しい取捨選択を

今、パソコンやスマホで「オプジーボ」と入力して検索すれば、私の使用している検索エンジンではヒットする数は10万件に上ります。「がん」というキーワードでは実に６９００万件もヒットします。まさに情報の洪水です。

10年ほど前のことですが、日本癌学会で、医療情報の入手方法を調査した結果が発表されたことがありました。日常的な医療情報の情報源としては、テレビ、新聞が1、2位で、インターネットは3位でした。

しかし、「がんと診断されたら」という項目になると、トップがインターネット、2位が医療従事者、3位が医療書籍、4位がコールセンター、という結果でした。

当時はスマホがほとんど普及していない時代でしたので、現在ではさらに情報入手のネット化が進んでいることでしょう。

もちろん、パソコンやスマホによって手軽にさまざまな情報が得られるのは便利ですし、最新情報を簡単に入手することもできます。逆に、「ＩＴ難民」「スマホ難民」

求める医療情報は変化する

●現在

1位:テレビ
2位:新聞
3位:インターネット
4位:友人

●がんと診断されたら

1位:インターネット
2位:医療従事者
3位:医療書籍
4位:コールセンター

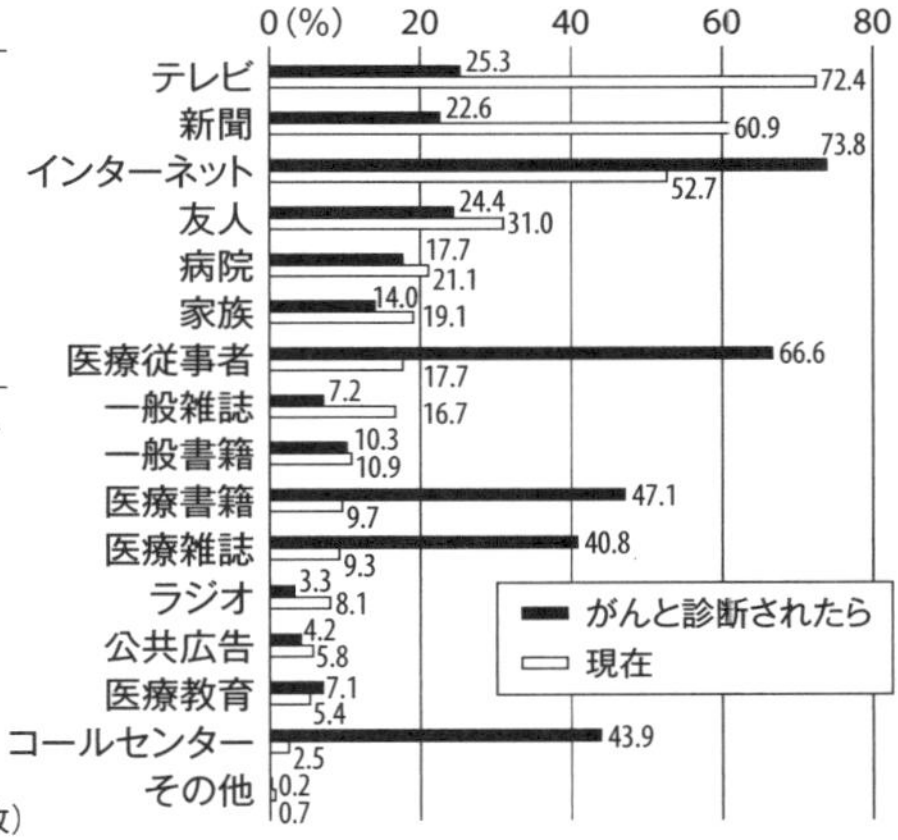

三原ら: 第66回癌学会（改）

といった言葉があるように、ネットを利用できない環境にある人たちとの格差が問題視されるようなご時世です。

しかし、よくいわれるように、インターネットの情報はまさに玉石混交《ぎょくせきこんこう》です。

試しに「オプジーボ」を検索すると、上の方に表示されるのは、「最先端免疫療法でがん治療」「新薬オプジーボを使ったがん治療」……、といったフレーズが並びます。

肺がんで調べても、「医者も通う肺がんの免疫治療病院●●●●」（黒丸は病院名）、「××駅5分。がん治療専門医による腫瘍内科。約4回の通院による早期治療が可能」

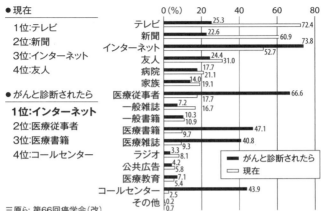

「副作用の少ない高度活性化NK細胞療法」などといった、不動産屋さんの広告と見まがうようなものまであります。

こうした上位に並ぶのは、「広告」です。テレビCMと同様、スポンサーとなって（お金を出して）、掲載しているサイトです。

もちろんすべてがすべてとは言いませんが、中には誇大や誇張がある場合もあります。

たとえば、オプジーボを使った治療は3章のQ＆Aでも書きましたが、製薬会社から認定された病院でしか、基本的には認められていません。

経験豊富な医療スタッフが揃い、どんな副作用が出ても対応できる体制が整っていることを条件に承認されるのです。

ご自身や家族、あるいは親しい人が「がん」と宣告されれば、誰もがうろたえ、情報が欲しくなるのは当然でしょう。ただ、情報には信頼できるものと、できないものがあることは肝に銘じておいてほしいものです。

国立がん研究センターでは、『がん情報探しの10カ条』として、注意すべき点を次のようにまとめています。

1. **情報は〝力〟。あなたの療養を左右することがあります。活用しましょう。**
いのち、生活の質、費用などに違いが生じることもあります。

2. **あなたにとって、いま必要な情報は何か、考えてみましょう。**
解決したいことは？　知りたいことは？　悩みは？　メモに書き出して。

3. **あなたの情報を一番多く持つのは主治医。よく話してみましょう。**
質問とメモの準備をして。何度かに分けて相談するのもよいでしょう。

4. **別の医師の意見を聞く「セカンドオピニオン」を活用しましょう。**
他の治療法が選択肢となったり、今の治療に納得することも。

5. **医師以外の医療スタッフにも相談してみましょう。**
看護師、ソーシャルワーカー、薬剤師なども貴重な情報源です。

6. **がん拠点病院の相談支援センターなど、質問できる窓口を利用しましょう。**
がん病院、患者団体などに、あなたを助ける相談窓口があります。

7. インターネットを活用しましょう。

わからないときは、家族や友人、相談支援センターに頼みましょう。

8. 手に入れた情報が本当に正しいかどうか、考えてみましょう。

信頼できる情報源か、商品の売り込みでないか、チェックして。

9. 健康食品や補完代替医療は、利用する前によく考えましょう。

がんへの効果が証明されたものは、ほぼ皆無。有害なものもあり要注意。

10. 得られた情報をもとに行動する前に、周囲の意見を聞きましょう。

主治医は？　家族は？　患者仲間は？　あなたの判断の助けになります。

情報は非常に重要ですが、その扱いや間違った情報を信じてしまうと、ときには取り返しのつかないことにもなります。とくに右の9条に書いてあるように、がんへの効果をうたった食品や承認されていない治療法は、まずは疑ってかかるべきです。食品など予防には有効なものもありますが、科学的な見地からがんを治す食品は、一つも認められていません。

「○○は身体によい」には要注意

最近ではテレビや雑誌に登場するタレント医師や栄養士の方々が増えてきたような気がします。もちろん、プロフェッショナルの医師がマスコミなどで「正しい情報」、「信頼できる情報」を提供するのはよいことだと思います。

しかし中には、テレビの演出もあるでしょうが、誤った情報や誇張して話すケースもよく見受けられます。

どうしても一般の人たちは、テレビや新聞・雑誌などマスメディアで報じられることは信じてしまう傾向があります。その情報の正誤を見分けるのは難しいと思いますが、まずは鵜呑《うの》みにすることはやめた方がいいと思います。

インターネットでも同様です。大勢の人が絶賛しているから正しい情報、とは言い切れません。

たとえば、ビタミンAおよび体内でビタミンAに変換されるβ《ベータ》カロテンは抗酸化物質の一種で発がん物質によるDNAの損傷を防ぐといわれ、免疫力アップや乾燥肌、老化の予防、視力の維持などによいとされています。そのため、テレビ等でβカロテンを多く含む鶏レバーやニンジンをすすめるドクターもいらっしゃいます。中にはビタミンAが肺がんのリスクを抑える、とおっしゃる人もいます。

たしかにかつてそれを示唆するようなデータが示されたことがありましたが、現在では否定されています。

アメリカでは、かつて「どのような食生活ががんにかかりにくいか」という大規模調査を実施し、その結果、緑黄色野菜を多めにとっている人ががんにかかりにくい傾向があることがわかりました。

そこで次に何万人の規模で、がんになるリスクが高いがんキャリアの人を対象に大規模調査を実施しました。ビタミンA、ビタミンEを毎日摂取するグループと、摂取しないグループに分けて調査したのでした。

すると、予想外の結果が出ました。ビタミンAもビタミンEもともに摂取するグループの方が再発した人が多かったのです。またβカロテンのサプリメントを継続的に摂取する人は、しない人よりも肺がんリスクが高く、とくに喫煙者はその傾向が高いことも判明しています。

アメリカでは、このような大規模な調査・試験が各地で頻繁に行われています。

私は2000年から2003年までアメリカに留学していましたが、当時インディアナ州では、ヨガによって免疫力がアップするか否かという大規模試験を実施していました。ボランティアの人たちにヨガをしてもらい、採血して、免疫に関わるインターフェロンやNK細胞が増えるかどうかを調査しました。その結果、これらの増加が認められ、「ヨガがリンパ球を活性化する」というエビデンスが認められました。

面倒に思えるかもしれませんが、実際に臨床試験を行ってみないとわからないことはたくさんあります。時間や労力はかかりますが、これが合理的な方法なのです。

またアメリカでは人々がこのような試験に進んで協力するというのも、すごいことだと思います。科学の進歩、みんなのためになるのなら、というボランティア精神に富んだ国民性なのでしょう。

話が逸れてしまいましたが、一連の臨床試験結果から見えてくるのは、「身体によい」といわれる食品（成分）でも、それればかり食べているのは身体にあまりよくない、ということです。

その点、世界遺産にも登録された和食は、さまざまな食材をバランスよくとれる食事です。和食が一時のブームから定着の段階に入っているのも、そんな背景があるのかもしれません。

ところで、私が危惧しているのは、なぜかビタミン類の中でもビタミンCは大規模試験が行われていないことです。ビタミンCは日本でも健康によいといわれる代表的な成分です。がん治療でも高濃度のビタミンCを点滴で投与する「ビタミンC大量摂取療法」なる治療法が存在しています。

もちろん、ビタミンCの効果がエビデンス的に認められているわけではありません。他のビタミン類が大量摂取によって逆効果をもたらしていることを思えば、かえって危険にも感じられます。

世の中にはがん治療に限らず、さまざまな民間療法的なものがあります。その真偽を確かめるためには、アメリカのような大規模調査をするべきでしょう。数例の効果があるからといって、それが正しい療法とはいえません。

もちろん、信じることは自由ですが、科学的な目は常に持っていたいものです。

エビデンスのない治療は大穴狙いのギャンブル

現在、日本で免疫療法の治療薬として国の承認を得ているのは、オプジーボ（対象：メラノーマ・非小細胞肺がん・腎細胞がん）とヤーボイ（同：メラノーマ）の2種類だけです。広告で謳っている「高度活性化ＮＫ細胞療法」といった療法は承認されていません。いわゆる自由診療の治療です。

2章で紹介した通り、免疫療法は理論的には有効な治療法ですが、実際に抗がん薬に勝るような効果を発揮する療法は免疫チェックポイント阻害薬が登場するまで存在しませんでした。科学的に効果を実証するエビデンスがなかった、つまり臨床的に効果が確認されていなかったわけです。

たとえば免疫療法で、ＮＫ細胞とリンパ球をどちらも強化し、免疫力を倍増するなどといわれたら「それは効果がありそうだ」と思ってしまう人も多いでしょう。しかし、その方法にはエビデンスがありません。効果は現れなくて副作用だけが残る、というケースも十分にあり得ます。オプジーボなどの免疫チェックポイント阻害薬でも重篤な副作用が発生しているケースがあります。

こうした自由診療の治療を行っているクリニックの中には、そのホームページで、

「万が一副作用が起きても当院での治療はできません」

といった記載をしているところもあります。これまでにも、エビデンスのない免疫療法によって重篤な副作用が出て、最終的には人工呼吸器につながれたままになってしまう、というケースが実際にありました。

世の中には、「がんから奇跡の生還」といったストーリーが数多く流布しています。たしかに患者さんの状態によっては、効果を発揮することもあるでしょう。当然、患者さんもそういう話を聞いたり、目にすれば、希望も抱くし、ワラにもすがりたい思いにかられるでしょう。またいろいろな治療も試したくなるのも人情でしょう。

しかし、それはあくまでも「偶然」という奇跡なのです。

エビデンスのない治療は大穴狙いのギャンブルです。これからの命を意味あるもの

として過ごすためには、やってはいけないギャンブルだと私は思います。

信頼できる医療はエビデンスに基づくもの

医療に携わる者にとって、治療にあたって最も大事な「モノサシ」は、とにかくエビデンスです。科学的なデータによって裏付けがとれている治療法です。人の命に関わる治療にあいまいなことがあってはなりません。

私はかつて医療事故裁判に関わる鑑定人を務めたことがありました。肺がん手術を行って、術後7年に再発した患者さんに関する裁判でした。

その患者さんを仮にAさんとしておきましょう。Aさんは術後の経過も順調で、ずっと定期検診を受けていました。ある年のある月、いつものように検診を受けて、その際「咳が出る」という症状を訴えたため、医師はレントゲン撮影と採血を行い、その結果に異常がなく、「大丈夫ですよ」と告げました。

それから2カ月後、Aさんは息が苦しいと救急車で運ばれてきました。検査の結果、すでに肺に水がたまり、4期の再発が判明、その1年半後に亡くなりました。

Aさんの遺族は、最初の検査のときに医師が再発を見逃したのではないか、もしその時、CT検査をしていれば発見できて、Aさんはもっと長生きできたのではないか、と訴えたわけです。

私が鑑定人として調べたところ、いろいろな事実が見えてきました。まず咳についてでは、カルテには「いつもの咳」と記されていました。Aさんは定期検診のたびに咳が出ることを訴えていたのです。その度に医師はレントゲンと採血をして「異常なし」と告げていました。

実際Aさんは7年間、再発がなかったと考えられます。鑑定の中でレントゲンも複数の医師が確認し、「異常なし」でしたし、腫瘍マーカーも異常値ではありませんでした。そもそも、術後の定期検診は通常5年間で終了しますが、この医師はその後もきちんと診察を続けていました。手術後に結果的に再発してしまったことは、患者さんにとって不運で残念な結果でしたが、一般論としては医師、病院に落ち度はなかったといえるでしょう。

4期の再発が見つかってからも病院の治療は適切でした。再発後、治療がスタートしたのは1カ月後となっていました。この点にも遺族側は不満があったようですが、別にこの1カ月間、放置していたわけではありません。しっかりと検査をして、Aさんにとって最適な治療法を模索していたのです。

イギリスの実証調査ですが、4期の肺がんが発見された場合、治療開始までにかかる時間が早いほど予後が悪い、という意外な結果が出ているのです。その原因は、4期という状態で、早く治療しなければと医師に焦りが生じ、拙速に陥りやすいためと結論付けられています。逆に治療開始までに時間がかかっても、じっくりと検査をして治療にあたった方がよい結果が出ているのです。

その当時、4期の肺がん患者さんの無治療の場合の平均余命は6カ月です。Aさんは再発から1年以上生存されたわけですから、治療によって倍以上の時間が過ごせました。病院側は適切な治療を施し、平均的な延命に成功していたわけです。

これに対して、相手方の弁護士さんからは、「そうした平均の問題ではない」という指摘がありましたが、私は病院の措置は適切だったと結論づけました。

仮に5月の検査で再発が認められ、ただちに治療に入ったとしても、AさんのXデイは変わらなかったでしょう。科学的な根拠に基づけば、そういう結論に達します。

遺族側の提訴は退けられました。時には医療事故裁判の被告になることもありますが、医師がエビデンスを重視し、それに基づいて治療をするとはこういうことなのです。

標準医療と臨床試験

エビデンスについて、もう少し説明しましょう。最近では銀行に行っても「エビデンスをください」といわれることもあるといいます。この場合は運転免許証や源泉徴収票、銀行預金通帳のコピーなど、公的な証明書類を指すそうです。

多分、銀行業界よりも古くから使われてきたと思いますが、医療分野でいうエビデンスとは「薬や治療方法、検査方法など、医療の内容全般について臨床研究により科学的に証明されていること」です。

エビデンスに基づいて行われるのが「標準治療」であり、「現在利用できる最良の治療であることが示され、ある状態の一般的な患者さんに行われることが推奨される治療」ということになります。

つまり、その時点でもっとも信頼のおける治療法が標準医療なのです。ただし、ときには一般的に広く行われている治療という意味で「標準治療」という言い方もしますので、どちらの言葉が使われているか、注意する必要があります。

医薬品（治療法も含む）におけるエビデンスを得るために行うのが「臨床試験」です。「治験」という言葉も聞くことが多いと思いますが、治験も臨床試験の一部です。

厚生労働省・文部科学省が定めた「人を対象とする医学系研究に関する倫理指針」によれば、次のように臨床試験を定義しています。

「人を対象に医療における疾病の予防・診断・治療方法の改善、疾病原因・病態の理解、並びに患者の生活の質の向上を目的として実施される医学系研究（臨床研究）のうち、介入を伴うものをいう」

「介入」とは、一般診療では行わない検査、まだ認可されていない薬を投与するなど、通常の診療を超えた医療行為を研究目的で実施することです。
臨床試験は通常、次の3つのステップで行われます。

第1相《そう》試験（フェーズ1）
15〜30人という少人数の被験者を対象に、新たな薬の候補（治験薬）の人への安全性や体内動態（薬物の吸収、分布、代謝、排泄）などを調べる。
第2相試験（フェーズ2）
40〜100人を対象にして、安全性や有効性、最適な用法・用量を確認、探索する。
第3相試験（フェーズ3）
200〜3000人の患者を対象に、既存薬やプラセボと比較し、そこで有効性と安全性が検証されれば厚労省へ承認申請を行う。

一般的な治験では、第1相試験では健康な男性を対象に行われますが、抗がん剤の場合は正常な細胞にも影響する恐れがあるので、健康な人には協力を求めにくく、最初から患者さんを対象に実施されることが大半です。

第1相試験の段階で、患者さんを対象に、第2相で行う適切な投与量と有効性の探索まで行います。

第2相試験では、第1相試験で決定した投与量で想定した有効性を満たすか、およびその場合の副作用の頻度や重症度を検証します。第2相試験であっても、通常の第3相と同じように無作為化比較をして、有効性や安全性を検証する試験を実施する場合もあります。

第3相試験では、標準治療と比較して、より大勢の患者さんに使用した場合の安全性と有効性を確認します。「製造販売後調査」として実施されるパターンが多くなっています。

ひとつの新薬が開発されるまでには、薬の候補になりそうな物質を見つける基礎研究から始まり、有効性や安全性をまずは動物実験で確かめた後、ようやく第1相試験が始まるわけです。そのため、承認・販売までには9～17年くらいかかるといわれています。

なお、現在、国内で開発中の抗がん剤などについては公開されています。確認するには、以下のサイトが便利です。

・日本医薬情報センター「臨床試験情報」
・UMIN（大学病院医療情報ネットワーク）の「UMIN臨床試験登録システム」
・JCOG（日本臨床腫瘍研究グループ）

「先進医療」とはまだエビデンスがない治療法

ところで、読者の皆さんも「先進医療」という言葉を耳にしたことがあると思います。ひと言でいえば、厚生労働大臣から承認を得て、保険診療の医療水準を超えた最新の先進技術を受けられる制度です。

先進医療にかかる料金は患者さんの自己負担（自由診療。保険適用外）となります。またその治療以外の部分、たとえば診察や検査、入院料などは一般の保険診療と同様の扱いになります。日本では、保険がきかない自由診療と保険がきく保険診療を組み

総医療費が100万円、うち先進医療に係る費用が20万円だったケース

❶ 先進医療に係る費用20万円は、全額を患者が負担します。

❷ 通常の治療と共通する部分（診察、検査、投薬、入院料※）は、保険として給付される部分になります。

保険給付分※＝80万円（10割）
- 7割にあたる56万円が各健康保険制度から給付。
- 3割にあたる24万円が患者の一部負担金。

上記に係る例図

全体（先進医療分含む全療養部分）＝100万円
- 先進医療部分（全額自己負担）＝20万円
- 保険給付分＝80万円
  - 診察・検査・投薬・注射・入院料等（一般治療と共通する部分）＝56万円
  - 一部負担＝24万円

※保険給付に係る一部負担については、高額療養費制度が適用されます。

厚生労働省HPより
http://www.mhlw.go.jp/stf/seisakunitsuite/bunya/kenkou_iryou/iryouhoken/sensiniryo/

合わせる「混合医療」は認められていませんが、先進医療では例外的にこれを認めているわけです。

一般的な保険診療を受けるなかで、患者が希望し、医師がその必要性と合理性を認めた場合に先進医療が行われることになります。先進医療は有効性がある程度明らかな「先進医療A」と、有効性が必ずしも十分に明らかでない「先進医療B」の2種に分かれます。

ちなみに、自由診療自体には高額療養費制度は適用されません（保険給付にかかる一部負担については適用されます）。ただし、医療控除の対象にはなります。

先進医療と認められる基準としては、「一定の有効性や安全性が確認されているが、公的医療保険が適用され、広く国民が受けてもよいと評価できるまでの有効性や安全性のレベルには至っていない医療」ということになります。

いわば、保険適用までのステップ、予備軍といったところでしょうか。もちろん、今後より多くのデータを集めて有効性や安全性が十分に確認できれば公的医療保険の適用となります。

先進医療と承認された治療法や検査法は、定期的に評価が行われ、一定の期間が経過すると、十分な有効性・安全性が認められますし、認められない場合は先進医療から削除されます。継続して有効性・安全性を確認する、という場合もあります。

また承認にあたっては医療の内容だけでなく、実施する医療機関も審査の対象となります。したがって先進医療の種類によっては1カ所でしか行われていない場合もありますし、逆に全国的に行われているものもあります。

たとえば、原発性乳がんの「術後のホルモン療法及びS－1内服投与の併用療法」という治療は全国約百数十カ所の病院で行われています。放射線治療の最先端として注目される「重粒子線・陽子線治療」は現在全国15カ所の医療機関で実施されています。

２０１６年11月1日現在で、１０５種類、１６３３機関（重複施設を含む／先進医療A・B合算）で実施されています。

先進医療はたしかにその名の通り、「先進」ではありますが、保険適用になるための準備段階でもあり、必ずしも「優れた医療」というわけではないことも覚えておくべきだと思います。エビデンスによって認められれば、先進医療が標準医療になるわけです。

言い換えれば、「これから評価を行うことが必要な治療法」が先進医療です。先に述べたように効果が認められず、削除される場合もあるからです。

先進医療の場合、自由診療なので治療法によっては何百万円もかかることがあります。高額になることは大きなネックですが、治療の選択肢が広がるのは患者さんにとってはよいことでしょう。

常に患者さんに寄り添う診療を

医学生のとき、私の母は肺がんで亡くなりました。がんが見つかったときは4期の進行がんでした。主治医の先生は、

「治療をしなければ余命6～8カ月です。治療すれば1年半は延命できます」

とおっしゃいました。そして、エビデンスに基づく治療方針を丁寧に説明してくださいました。

私たち家族は母に告知せずに、治療を続けていただきました。私も一応医大生で、生半可ながら知識はありましたので、自分なりにさまざまな治療法を調べたりもしました。また、治療自体、本当に必要なのかどうか、などと自問自答も繰り返しました。

結局、母はがんの発見から1年8カ月後に亡くなりました。ドクターの言った通りでした。その間、辛いことばかりだったかというとそうでもなく、一緒に家族旅行に行くなど思い出をつくることもできました。

私はこのとき、エビデンスに基づく治療の大切さを実感しました。もし治療を続け

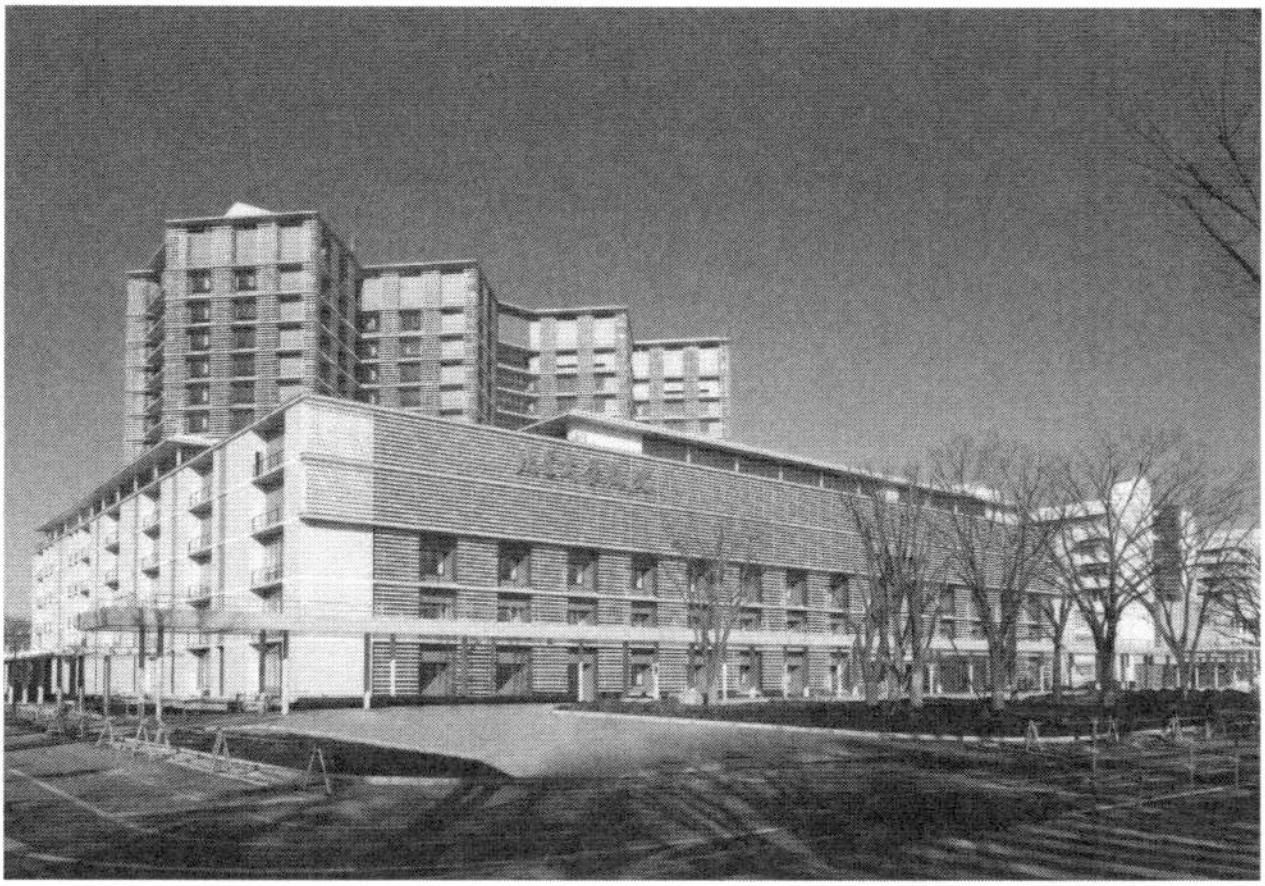
北里大学病院

なければ容体がさらに悪化して、家族旅行もできなかったかもしれませんし、承認されていない治療を選択したら、より苦しむ母の姿を見たかもしれません。
エビデンス、つまり治療のモノサシがあるからこそ、患者自身を含め、周囲が冷静に対応できるのだと感じました。たとえば、副作用などについてもあらかじめ聞いていれば、想定内として慌てふためくようなことは少なくなります。
現在勤務する北里大学病院集学的がん診療センターでは、私は呼吸器内科の外来のほか、がん患者さんを対象とした緩和ケア専門外来も受け持っています。いわば、院内のセカンドオピニオン的な役割です。もちろん一般診療であり、セカンドオピニオンとしての個別の費用はかかりません。

主治医に直接聞けないようなこと、あるいは説明を受けて「どうしますか？」と聞かれても、悩んでしまうこともよくあるハズです。そうした相談にも応じています。

患者さんの中には、

「先生（主治医）には言えなかったけれど、もうすぐ孫が結婚するのですが、結婚式で髪の毛の抜けた姿は見せたくない」

といった相談も受けたりします。

集学的というのは、一般的には外科・放射線・薬物療法を複合して治療することを指しますが、北里大学の場合は治療方法のみならず、職種横断的にいろいろな職種のスタッフがチームとして加わり、さまざまな角度から最適な治療法を提案しています。

北里柴三郎博士が遺した、

「患者さんの役に立つ医療を提供する医者になれ」

という実学の精神を今に受け継いでいるのです。

全国がん登録制度がスタート

がん治療の最前線では、日夜、新薬をはじめ治療法や医療機器の研究開発がすすめられ、まさに日進月歩で進化しています。とくに医薬品では、がんの分子レベルでの研究が進んだことで、分子標的薬や免疫チェックポイント阻害薬などが誕生し、大きく前進しています。

こうした研究開発をハードとすると、ソフトは正確な「がん情報」といえるでしょう。年間の罹患者数や死亡者数、生存率、進行度、さらに地域差、罹患年齢など、がんに関する精度の高いデータを集積することで、がんの全容が見え、医療行政の立案、予防、早期発見にもつながります。

患者さんの側も、より精度が高く、具体的な情報、たとえば「国民の2～3人に1人はがんになります」といったデータが示されれば、がんに対する関心もますます高まり、予防意識も向上するはずです。

欧米諸国は、いち早くがん情報の収集に注力してきました。それはがんがそう簡単には治らない病気だと気づいたとき、それなら罹患しないための予防・早期発見に努めるべきだと方針を固めたためです。実際その甲斐あって、欧米諸国では日本同様に高齢化が進む中でも、死亡率が低下しています。

日本でも、都道府県ごとにがん情報を収集し（地域がん登録）、国（国立がん研究センター）が集計する仕組みがありました。

しかし都道府県ごとのデータ収集では、住んでいる都道府県以外の医療機関で診断・治療を受けた人や、がんにかかってから他県に移動した人などのデータが重複する可能性があり、正しい情報が把握できていないという課題がありました。また、すべての医療機関が地域がん登録に協力しているわけではないので、すべてのがん患者のデータを収集できない、という問題もありました。

そこで国では、2015年1月に「全国がん登録」という新制度をはじめ、情報を一元化する体制を整えました。「がん登録等の推進に関する法律」に基づき、全国の医療機関はがんと診断された人のデータを都道府県知事に届け出ることが義務付けられるようになったのです。

「全国がん登録」の仕組み

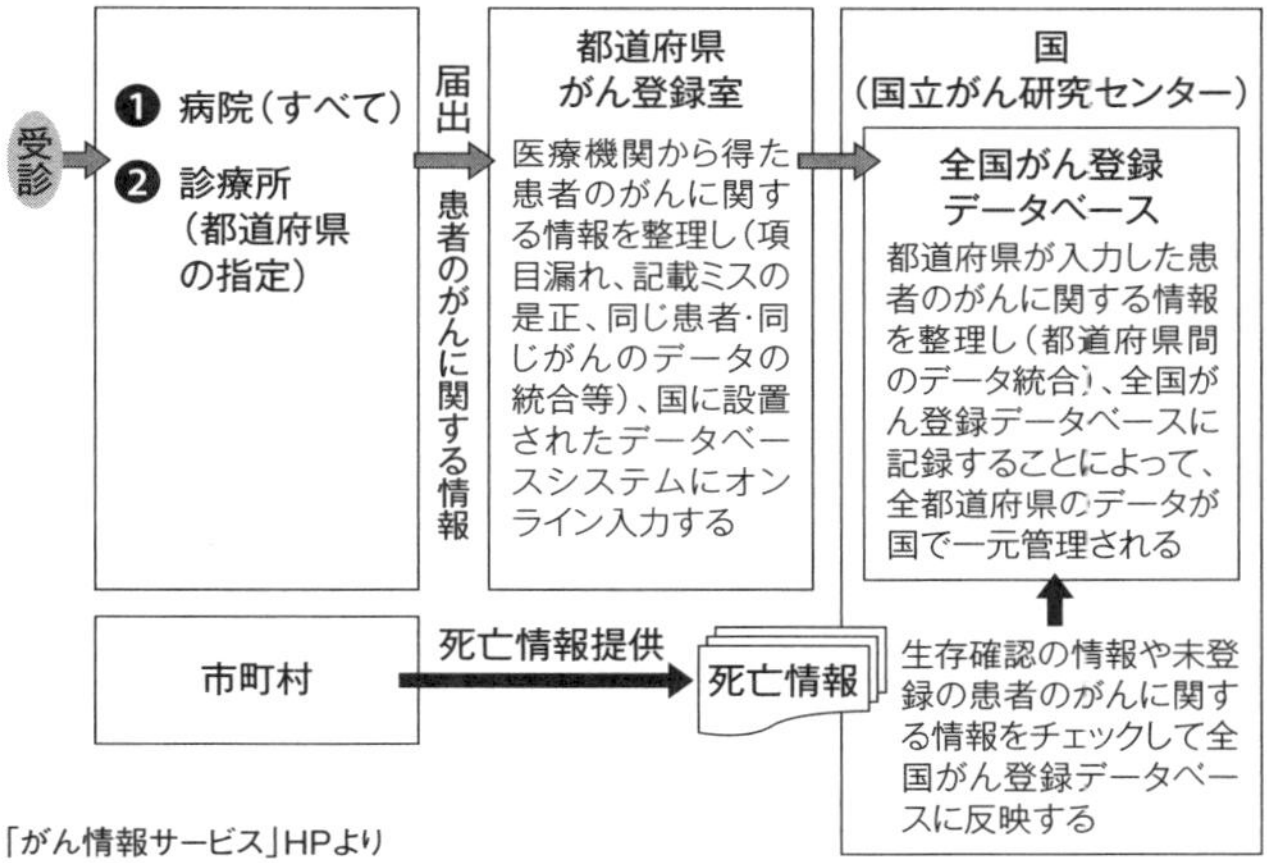

「がん情報サービス」HPより
http://ganjoho.jp/reg_stat/can_reg/national/about.html

こうして、居住地域にかかわらず全国どこの医療機関で診察を受けても、がんと診断された人のデータは都道府県に設置された「がん登録室」を通じて集められ、国のデータベースで一元管理されることになりました。

遅まきながら、日本のがん対策は、ソフト面でも大きな一歩を踏み出したといえるでしょう。

なお、がん情報の最新のデータは、国立がん研究センターがん対策情報センターのウェブサイト「がん情報サービス」（パソコンやスマホで、「がん情報サービス」で検索）の中の「がん登録・統計」

から入れば、どなたでも見ることができます。

7章

オプジーボが拓くがん免疫療法の未来

「夢の新薬」が幻でなくなるのはいつ？

がんを予防したり、治したりする〝夢の新薬（食品）〟と称されたものは、現在まで数多く登場してきました。しかし、ほとんどがその夢は幻に変わっていってしまいました。夢と称された中には最初から眉唾《まゆつば》モノもありましたが、中にはエビデンスも得て、大きな期待を集めた薬もありました。

身近なところでは、鎮痛剤としてポピュラーなアスピリンです。柳の木の樹皮から抽出した液に含まれる天然の消炎鎮痛成分サリチル酸が起源で、古代ギリシャの「医学の父」と称されるヒポクラテスも処方したことがある、という歴史ある薬です。

アメリカの映画や小説には、たびたびアスピリンを服用するシーンが出てくるように、アメリカ人には生活に溶け込んでいる薬といってもいいかもしれません。実は医療の現場では、鎮痛剤としてだけでなく、心筋梗塞や脳卒中の発症要因となる血栓形成を抑える薬としても使用されているのです。

そんなアスピリンを常用している人には大腸がんになる人が少ない、という説が出て、アメリカお得意の大規模実験が行われました。その結果、毎日服用している人は、がんの前段階であるポリープができにくいことが判明し、大腸がんになるリスクを40～50％、さらに前がん病変からがんになることがある肺や肝臓、大腸、胃粘膜、膀胱、卵巣、皮膚などのがんも予防できる可能性が高いことが公表されたのです。

たしかにアスピリンでがんが防げれば、まさに〝夢の薬〟です。値段も安価です。だれもが始められる予防法になります。

しかし、アスピリンには出血傾向を助長させるという副作用があり、とくに胃粘膜では胃潰瘍を悪化させる可能性が高いのです。アスピリン（バイエル薬品）の医薬品添付文書にも、脳出血等の頭蓋内出血、肺出血、消化管出血などの出現について注意喚起がなされており、また胃潰瘍を悪化させることがあるので、潰瘍がある人は使えないことも書いてあります。

もちろん、そこで夢の薬が諦められたわけではありません。それならば、胃粘膜を荒らさないアスピリン、「スーパーアスピリン」をつくればよいと、ビオックス、セレブレックスといった抗炎症剤が開発されました。

これらの薬は、今度こそ〝夢の薬〟になると、大きな話題になりました。実際、研究段階ではがんを抑制する効果が十分に得られたのです。

しかし、こちら立てればあちらが立たずで、その後、夢の抗炎症剤には、アスピリンなど旧型の抗炎症剤に比べて、心臓発作を引き起こす確率が4倍も高いことが判明し、結局「幻の夢の薬」となってしまったのです。

分子標的薬の新たな可能性

1章で紹介した分子標的薬も、当初は〝夢の薬〟としてもてはやされた薬です。

2001年に承認されたグリベック（一般名イマチニブ）は、慢性骨髄性白血病の治療を一変させるほどの衝撃で、従来、骨髄移植しかなかったケースでも、グリベックのおかげで、投薬のみの治療で済むようになりました。また、化学療法では効果が薄かった腎細胞がんに対しても、スーテント（一般名スニチニブ）、ネクサバール（一般名ソラフェニブ）などの複数の分子標的薬が開発され、治療成績が大きくアップしました。

免疫チェックポイント阻害薬でも同じことがいえますが、20世紀後半以降、生命現象を遺伝子やたんぱく質レベルで解明する分子生物学が次々と大きな成果をあげたことで、がん治療のあり方が大きく変わりました。

分子標的薬の誕生のきっかけは、分子生物学の領域での研究から、がん細胞だけにみられる増殖や転移は、がん細胞で発現しているたんぱく質が関与しているということがわかったことでした。そこで、その働きを抑えることができれば、がん細胞の増殖や転移は防げるのではないかという発想から分子標的薬は生まれたわけです。オプジーボにおける免疫の働きに関わる免疫チェックポイント分子の存在も、分子生物学の成果です。

しかし、期待が大きかった分子標的薬も、副作用があることやがん細胞が薬剤耐性を持つことがわかり、その後は大きな成果を上げられない状態でした。

誤算の一つは、たとえばイレッサのように、人種によって効き目や副作用が異なるという点でした。イレッサは、東アジア人の方が欧米人よりも有効な患者が約3倍多いのですが、副作用として間質性肺炎が起こる確率は実に5倍も高いのです。効き目に関する人種差は、イレッサが有効なEGFR遺伝子変異陽性非小細胞肺がんの発生頻度が、アジア人に多いことで説明できます。副作用に関しては、たとえば間質性肺炎は同じアジア人でも日本人に特に多いことがわかっており、更に細かい遺伝子レベルの違いによるものであることが推測されています。

もう一つ、これは分子標的薬に限りませんが、大規模臨床試験の場合、その対象には比較的若くて全身の状態がよい患者さんが多いことに注意が必要です。日本のようなとくに高齢化が進んだ国では、こうした大規模臨床試験からつくったガイドラインと実際の現場とのギャップが生じてしまうのです。

たとえば、腎細胞がんの分子標的薬のスーテント、ネクサバールなどは血圧を上げてしまう副作用があります。すると、高齢の患者さんは元々血圧が高いケースが多いので、使用にリスクを伴ってしまうのです。

しかし、悲観材料だけではありません。これら分子標的治療薬はまだまだ〝夢の薬〟としてカムバックする可能性を秘めています。論理的には分子標的薬ががん細胞を小さくしたり、消滅できることは証明されているからです。

まずは適応拡大に期待が持てます。現在、ほとんどの分子標的薬は限定されたがんでのみ適応が認められています。しかし、それは他のがんに対しては効果がない、ということではなく、評価が進んでいないという側面があります。臨床試験が実施されておらず（あるいは進行中）、未承認の状態にあるため、医療の現場で使われていないわけです。

実際、ＨＥＲ２《ハーツー》陽性乳がん（ＨＥＲ２たんぱくが過剰に生じている乳がん）の治療薬として承認されたハーセプチン（一般名トラスツズマブ）という分子標的薬は、現在ではＨＥＲ２陽性の胃がんにも適応され、どちらでも大きな効果を発揮しています。

ＨＥＲ２とは、細胞膜を貫くような形で存在する受容体（たんぱく質）で、正常細胞でも見られますが、がん細胞に多く発現し、がん細胞の増幅に関与しているとみられています。ハーセプチンはＨＥＲ２の働きを抑制する分子標的薬です。胃がんで適応されたことからも、部位に関係なくＨＥＲ２過剰のがんに奏功することが期待できるのです。

このような例は他にもあり、今後さらに増えて、幅広く分子標的薬が利用される可能性が広がっています。

分子標的薬の薬剤耐性に関しては、その名の通り、あらかじめ薬の標的が定まっているため、がん細胞が獲得する耐性に対しても、応戦がさほど困難ではありません。実際、耐性を新たなターゲットとした、いわば第2世代の分子標的薬は比較的短期間で開発されています。いたちごっこではありますが、効果を持続させることができるわけです。

一方で、新たな標的分子（たんぱく質）の探索も急ピッチで進んでおり、毎年、数種類の新薬が承認を受けています。今後、より高い効果を発揮する新薬が開発される可能性も大いにあります。

さらに1章でも触れましたが、分子標的薬と既存の抗がん剤との組み合わせによって、相乗効果を発揮するケースも現れています。たとえば乳がんでは、前出のハーセプチンは単独でもHER2過剰のがんに効果がありますが、標準治療である抗がん剤と併用することで、より奏効することがわかってきました。また分子標的薬同士の併用も可能性が広がっています。

もちろん、薬の組み合わせによっては逆に効かなくなったり、副作用が起きやすくなることもあり得ます。薬同士のマッチングも今後、研究が進むことが期待されます。

免疫チェックポイント阻害薬は〝夢の薬〟の本命？

免疫チェックポイント阻害薬も、今後に大きな期待が持てる薬です。

オプジーボの登場で、価格も含めて世間の注目を大いに集めました。がんに対する免疫治療薬としては日本では初の承認薬であり、免疫療法そのものへの期待と関心も高まっています。

すでに承認されているメラノーマ、非小細胞肺がん、腎細胞がんに加え、次はホジキンリンパ腫（悪性リンパ腫の一種）に対する承認が近いとされています。さらに現在、日米で胃がんや婦人科がん、頭頸部がんなど、さまざまながんに対する臨床試験が行われており、がんの種類を超えて有効な薬になる可能性も秘めています。

当然、世界中の製薬メーカーも第2のオプジーボの開発に力を注いでいます。今後、がんの治療薬の勢力図が大きく変わるかもしれません。

しばらくの間は免疫チェックポイント阻害薬が〝夢の薬〟候補の主役になるのではないでしょうか。

オプジーボのメリットとデメリット

問題となっていたオプジーボの高い薬価については、2年に一度の薬価改定を待たずに値下げが決まりましたが、現段階ではその他にも課題が多いのも事実です。

ここで改めて、オプジーボはなにが優れていて、どんな課題があるのかを整理しておきましょう。

メリット

①入院が必要なような副作用の頻度は抗がん剤と比べて明らかに少ない。

②「髪の毛が抜ける」「白血球が少なくなる」といった、患者さんにとってがん治療に伴う悪いイメージの副作用がない。
③エビデンス的には、抗がん剤よりもがんを小さくする力が強い。
④効果が長続きする。
⑤さまざまながんに効く可能性がある。

デメリット

①副作用が今までの抗がん剤と違い、さまざまな症状が出る。かつ、後遺症が残る可能性がある。
②全員に効くわけではない。
③効果が事前に予測できない。
④やめどきがわからない。
⑤患者さんの状態で使用が制限される。

デメリットについて補足を加えるなら、まず①の副作用に関しては、現状では患者さんも事前に理解したうえで使用する以外ありません。ただ、今後、研究が進むことで、その原因や対策、どういった患者にどのような副作用が出るかといったことも解明されていくことでしょう。

デメリットの②は、オプジーボに限らずどの薬もそうですが、なぜ効く人と効かない人がいるのかについては、科学的にははっきりしたことはわかっていません。

非小細胞肺がんでは、２次治療の標準治療薬ドセタキセル（抗がん剤）よりもオプジーボのほうが生存期間は延長していますが、オプジーボ治療での腫瘍進展率（ＰＤ率）率は40％程度です。患者さんによっては全く効果が無いケースもあります。全体的に半数近くの人が、副作用だけもらっているともいえます。

なぜ、効かないか――。考えられるのは、がんを攻撃するキラーＴ細胞が腫瘍に到達していないということでしょう。その原因を探り出すことは、今後のオプジーボの大きな課題です。

それがわかってくればデメリット③や④への対処法も次第に見えてくるのではない

でしょうか。とくに④のやめどきに関しては、効果があったときもなかったときも重要です。値下げされるとはいえ、高い薬であることに変わりはなく、患者さん、あるいは国の負担を考えるとなおさらです。

デメリット⑤に関しては、新薬開発の試験の段階で対象となるのは、同じステージの患者さんでも比較的全身の状態がよい人に限られて行われていることに起因しています。つまり、日中50％以上はベッドに入っている人、自分の身の回りのことぐらいしかできないような状態の悪い人については、効果や副作用がよくわかっていないのです。こちらも今後、徐々にデータを集めていくことが必要でしょう。

デメリットや課題ばかりを強調してしまいましたが、オプジーボは薬として承認されてまだ間がありません。こうしたデメリットを克服していけば、〝夢の薬〟に近づくのは間違いありません。

私が思う免疫チェックポイント阻害薬の最大の魅力は、オプジーボのメリットの④と⑤に挙げた「効果が長続きする」「さまざまながんに効く可能性がある」ということです。

免疫細胞は一度認識した敵は忘れません。リンパ球（キラーT細胞）がチェックポイント阻害薬の効果で、そのがんを認識すれば、理論上、ずっといなくなるまで攻撃を繰り返してくれるわけです。たとえ再発しても攻撃するはずです。実際、メラノーマでは10年以上、生存しているケースもあります。

適応性では、がんの部位に限らず、そのがんが免疫チェックポイントを利用しているかどうかがポイントになります。それを事前に判定できる検査方法が確立されれば、さまざまながんに有効になるでしょう。現在、乳がんに対する臨床試験が進行中で、オプジーボへの期待は否応なしに高まっています。まさしく〝夢の薬〟といえるでしょう。

オプジーボ以外の免疫チェックポイント阻害薬

免疫を活性化するか、逆に抑制するかを決定する検問所の働きをしているのが、免疫チェックポイント分子です。オプジーボは、キラーT細胞（免疫細胞）側のＰＤ－

1とがん細胞側のPDL－1という免疫チェックポイント分子の相互作用を阻害しているわけですが、オプジーボ以外にも免疫チェックポイント阻害薬として、米メルク社がキートルーダ（一般名ペムブロリズマブ）を開発し、アメリカではオプジーボとほぼ同じ時期の2014年9月に、メラノーマの治療薬として承認されています。

キートルーダは、オプジーボと同じく、PD－1に結合してPDL－1との結合を阻害しますが、臨床試験で興味深い結果が出ています。それは進行性のトリプルネガティブ乳がんで、27人の対象患者のうち、18・5％にもあたる5人の患者さんの病変が消失または一定以上縮小した、というのです。

トリプルネガティブ乳がんというのは、30～40代の若い女性の間で発症することが多く、進行が早く、手術後2～3年以内の再発率も高い、という厄介な乳がんです。乳がん全体では、早期発見されれば5年生存率は95％と治療方法が確立されているがんといえますが、トリプルネガティブ乳がんはこれまで有望な治療方法がありませんでした。乳がん全体のおよそ10～20％がこの乳がんです。

キートルーダの臨床試験は、トリプルネガティブ乳がんで苦しむ患者さんにとっては、大きな朗報となるでしょう。

同じ免疫チェックポイント阻害薬でも、ＰＤ－１ではなく、ＰＤＬ－１に結合して阻害するのが、スイスのロシュ社のティーセントリック（一般名アテゾリズマブ）です。ティーセントリックは、２０１６年5月にアメリカで、膀胱がんのうち尿路上皮がんに対して承認されました。その後、非小細胞肺がんにも適応拡大されています。日本では未承認ですが、日本での開発は中外製薬が担っています。

抗ＰＤ－１抗体と抗ＰＤＬ－１抗体で、その使い分けなどははっきりしていないようですが、今後の動向が気になるところです。

免疫チェックポイント分子はその他にも、存在が明らかになっています。

その一つが同じくキラーＴ細胞を活性化させるＣＴＬＡ－４分子です。実はこちらの分子を阻害する抗ＣＴＬＡ－４抗体のヤーボイ（一般名イピリムマブ）は、オプジーボよりも一足早く、メラノーマの治療薬として承認されています。発売元はオプジーボと同じく、ブリストル・マイヤーズ・スクイブと小野薬品工業です。

ただし、オプジーボと比較すると効果が劣り、また副作用も若干多く出ます。そのため、オプジーボとの併用使用が検討されています。現在、ヤーボイは非小細胞肺がん、小細胞肺がんの適応で第3相試験が行われています。オプジーボとヤーボイの併用療法でも6つの適応で第3相試験を行っています。

現在、免疫チェックポイント阻害薬として開発されているのは、抗PD－1抗体のオプジーボ、キートルーダ、抗PDL－1抗体のティーセントリック、そして抗CTLA－4抗体のヤーボイの計4種類です。

さらに米ファイザー社と独メルク社が提携して開発に取り組んでいる抗PDL－1抗体のアベルマブ、アメリカのアストラゼネカ社が開発中の抗PDL－1抗体のデュルバルマブと抗CTLA－4抗体のトレメリムマブがあります。都合7製品が開発、あるいは開発中ということになります。

免疫細胞をがん細胞に無理やり誘導する「TRAB」

新しい免疫療法薬として注目されるのは、中外製薬が2015年7月、第1相試験開始を発表した、免疫のキラーT細胞リダイレクティング抗体（TRAB）のERY974です。

TRABは、1つの抗体が2つの抗原部位と結合できるバイスペシフィック抗体で（通常の抗体は1つの抗体につき1種類の抗原と結合）、キラーT細胞のCD3抗原とがん細胞のがん抗原をくっつけます。つまり、キラーT細胞をがん細胞につなぎ合わせ、ダイレクトにがん細胞を退治する方法です。T細胞を活性化し、強力にがん細胞を傷害するといった特徴を持っています。

TRABは、がん細胞に発現するグリピカン－3（GPC3）というたんぱく質を標的とし、さまざまなGPC3陽性がんに対し、強力な抗腫瘍効果を誘導することが期待されます。GPC3は肝細胞がん、胃がん、食道がんなどで発現が亢進するとされ、これらが開発ターゲットになる可能性があります。

このような方法では、通常、免疫細胞が過剰に反応して発熱などを引き起こすサイトカインストームが起こりやすいのですが、ERY974は、FC領域（白血球やマクロファージなどの免疫細胞と結合する部分）に非特異的なサイトカイン（免疫システムの細胞から分泌されるたんぱく質）放出を低減するように改良してあるので、サイトカインストームによる副作用を軽減できると言われています。

ヒトのキラーT細胞を投与したマウスを使った実験では、ERY974のプロトタイプの1回投与で強い抗腫瘍効果が認められました。また、サルの実験では、サイトカイン放出を誘導するT細胞の活性化が確認されています。ステロイド系抗炎症薬のデキサメタゾンを前処理することによって、抗腫瘍活性に影響することなくサイトカイン放出を抑制できるそうです。

がん抗原を認識できるように改造されたキラーT細胞「CAR-T」

TRABは、抗体を利用して患者さんの中のT細胞を無理やり結びつけてがん細胞を攻撃するという治療法です。一方、CAR-Tは患者さんのT細胞を取り出し、T細胞を活性化するたんぱく質とがん細胞に結合するたんぱく質の〝つぎはぎたんぱく質（キメラたんぱく質）〟を、遺伝子導入を用いて強制発現させて体内に戻す、という治療法です。

　血液系の悪性腫瘍に対して開発試験が進んでおり、一定の効果を示しています。この方法は、がん細胞に結合するたんぱくを変えることでさまざまながん腫に対応することが可能であり、次世代の免疫細胞療法として期待されています。ただし、TRABと同様に、サイトカインストームによる副作用があることがわかっています。

引用・参考文献

- 日本臨床腫瘍学会編『新臨床腫瘍学（改定第4版）』南江堂（2015年）
- Brahmer J et al. (2015) Nivolumab versus Docetaxel in Advanced Squamous-Cell Non–Small-Cell Lung Cancer. New England Journal of Medicine 373: 123-135.
- Borghaei H et al. (2015) Nivolumab versus Docetaxel in Advanced Nonsquamous Non–Small-Cell Lung Cancer. New England Journal of Medicine 373: 1627-1639.
- Reck M et al. (2016) Pembrolizumab versus Chemotherapy for PD-L1–Positive Non–Small-Cell Lung Cancer. New England Journal of Medicine 375: 1823-1833.
- Fehrenbacher L et al. Atezolizumab versus docetaxel for patients with previously treated non-small-cell lung cancer (POPLAR): a multicentre, open-label, phase 2 randomised controlled trial. Lancet 387: 1837–1846.
- Robert C et al. (2015) Nivolumab in previously untreated melanoma without BRAF mutation. New England Journal of Medicine 373: 123-135.
- Larkin J et al. (2015) Combined Nivolumab and Ipilimumab or Monotherapy in Untreated Melanoma. New England Journal of Medicine 373: 23-34.
- Rizvi NA et al. (2015) Mutational landscape determines sensitivity to PD-1 blockade in non–small cell lung cancer. Science 348: 124-128.
- Vogelstein B et al. (2013) Cancer Genome Landscapes. Science 339: 124-128.
- Inoue M et al. (2012) Attributable causes of cancer in Japan in 2005--systematic assessment to estimate current burden of cancer attributable to known preventable risk factors in Japan. Annals of Oncology 23: 1362-1369.
- 加濃 正人（2005）【喫煙とタバコの疑問に答える】タバコ煙の科学 タバコ煙の構成.治療87:1871-1875
- 三原 華子　他（2007）がん情報に関する一般国民のニーズと認識に関するインターネット調査.第66回日本癌学会総会
- 岸本忠三・中嶋彰『免疫が挑むがんと難病』講談社（2016年）
- 生田哲『がん治療の最前線』SBクリエイティブ（2015年）
- 公益財団法人がん研究会 (監修)『がん研が作ったがんが分かる本』ロハスメディア（2015年）
- 『エコノミスト』毎日新聞社（2016年7月19日号）

著者の利益相反開示事項（2015年分）

◎講演料など：アステラス製薬、アストラゼネカ、エーザイ、久光製薬、大鵬薬品工業、ファイザー、ノバルティス、グラクソ・スミスクライン、第一三共、日本イーライリリー、塩野義製薬、中外製薬、協和発酵キリン、小野薬品工業、日本ベーリンガーインゲルハイム、日本化薬、エイツーヘルスケア

◎原稿料など：塩野義製薬

◎研究費（受託研究・治験）：日本ベーリンガーインゲルハイム（受託研究）

◎寄付金など：杏林製薬、日本イーライリリー、塩野義製薬、中外製薬、大鵬薬品工業、ヤクルト、帝人ファーマ、協和発酵キリン、小野薬品工業

◎専門的助言・証言：中外製薬、アストラゼネカ、杏林製薬

今こそ知りたい！　がん治療薬オプジーボ

二〇一七年二月三日　第一版　第一刷
二〇一八年一〇月二五日　第一版　第二刷

著　者……佐々木治一郎
発行者……後藤高志
発行所……株式会社　廣済堂出版
〒一〇一―〇〇五二　東京都千代田区神田小川町
二―三―一三M&Cビル7F
電　話　〇三―六七〇三―〇九六四（編集）
〇三―六七〇三―〇九六二（販売）
FAX　〇三―六七〇三―〇九六三（販売）
振　替　〇〇一八〇―〇―一六四一三七
URL　http://www.kosaido-pub.co.jp
装　丁……盛川和洋
印刷所
製本所……株式会社　廣済堂

ISBN978-4-331-52077-2　C0295

健康人新書

がんになる性格、ならない性格

香山リカさん推薦!

本田宏　重久剛

がんの予防と治療に影響を与える免疫力には、性格＝こころの特徴が密接に関わっている！　外科医と心理学者の共同作業で解き明かされる、こころと免疫力の関係。がん予防＆撃退能力がわかる診断テスト付き。

ISBN 978-4-331-52040-6　定価：本体850円＋税

漬物を食べないと腸が病気になります

大腸がん増加中!

松生恒夫

ここ50年の間に大腸がんの患者数は実に9倍。日本人の食生活の欧米化が主因と見られ、和食の発酵食品に含まれる植物性乳酸菌が注目されている。これを生きたまま腸に届ける漬物（キムチを含む）の力は絶大。

ISBN 978-4-331-52055-0　定価：本体850円＋税